PROFISSÃO BEBÊ

COLEÇÃO PSICOLOGIA E PEDAGOGIA — NOVA SÉRIE

Obras publicadas:

Bowlby, J. — Apego e Perda, Vol. I — Apego
Bowlby, J. — Apego e Perda, Vol. II — Separação
Bowlby, J. — Apego e Perda, Vol. III — Perda
Bowlby, J. — Cuidados Maternos e Saúde Mental
Bowlby, J. — Formação e Rompimento dos Laços Afetivos
Mannoni, M. — A Criança Retardada e a Mãe
Dolto, F. — Sexualidade Feminina
Blos, P. — Adolescência
Freinet, C. — Pedagogia do Bom Senso
Redl, F. e **Wineman, D.** — A Criança Agressiva
Redl, F. e **Wineman, D.** — O Tratamento da Criança Agressiva
Bohoslavsky, R. — Orientação Vocacional
Benjamin, A. — Entrevista de Ajuda
Gesell, A. — A Criança dos 0 aos 5 Anos
Piaget, J. — A Linguagem e o Pensamento da Criança
Pichon-Rivière, E. — Teoria do Vínculo
Pichon-Rivière, E. — O Processo Grupal
Braier, E. — Psicoterapia Breve de Orientação Psicanalítica
Rogers, C. — Grupos de Encontro
Rogers, C. — Psicoterapia e Consulta Psicológica
Rogers, C. — Sobre o Poder Pessoal
Rogers, C. — Tornar-se Pessoa
Winnicott, D. W. — Privação e Delinqüência
Bettelheim, B. — A Fortaleza Vazia
Bleger, J. — Temas de Psicologia
Spitz, R. A. — O Primeiro Ano de Vida
Ocampo, M. L. S. de e col. — O Processo Psicodiagnóstico e as Técnicas Projetivas
Goldstein, J., Freud, A. e **Solnit, A. J.** — No Interesse da Criança?
Gesell, A. — A Criança dos 5 aos 10 Anos
Gusdorf, G. — Professores Para Quê?
Vygotsky, L. S. — Pensamento e Linguagem
Vygotsky, L. S. — A Formação Social da Mente
Fonseca, V. da — Psicomotricidade
Winnicott, D. W. — Os Bebês e Suas Mães
Ortigues, E. e **Ortigues, M.-C.** — Como se Decide uma Psicoterapia de Criança
Winnicott, D. W. — Tudo Começa em Casa
Richter, H. E. — A Família como Paciente
Brazelton, T. B. — Ouvindo uma Criança
Winnicott, D. W. — O Gesto Espontâneo
Pichon-Rivière, E. — Psiquiatria, uma nova Problemática
Winnicott, D. W. — Holding e Interpretação
Brazelton, T. B. — Cuidando da Família em Crise
Cohen, R., e **Gilabert, H.** — Aprendizagem da Linguagem Escrita antes dos 6 Anos
Rogers, C. — Terapia Centrada no Cliente
Brazelton, T. B. — O que todo Bebê Sabe
Stallibrass, A. — A Criança Autoconfiante
Brazelton, T. B. e **Cramer, B. G.** — As Primeiras Relações
Cramer, B. G. — Profissão Bebê

Próximas publicações:

Gilliéron, E. — Introdução às Psicoterapias Breves
Cottle, T. J. — Os Segredos na Infância
Winnicott, D. W. — A Família e o Desenvolvimento Individual

PROFISSÃO BEBÊ

Bertrand Cramer

TRADUÇÃO:
MONICA STAHEL

Martins Fontes
São Paulo — 1993

Título original: PROFESSION BÉBÉ

1ª edição brasileira: abril de 1993

Tradução: Monica Stahel
Revisão da tradução: Gisela Pitanguy
Revisão tipográfica:
Flora Maria de Campos Fernandes
Maurício Balthazar Leal

Produção gráfica: Geraldo Alves
Composição: Ademilde L. da Silva

Capa — Projeto: Alexandre Martins Fontes

Dados Internacionais de Catalogação na Publicação (CIP)
(Câmara Brasileira do Livro, SP, Brasil)

Cramer, Bertrand,
Profissão bebê / Bertrand Cramer ; [tradução Monica Stahel]. — São Paulo : Martins Fontes, 1993. — (Psicologia e pedagogia)

ISBN 85-336-0175-1

1. Bebês - Psicologia 2. Pais e filhos 3. Pais - Psicologia 4. Pediatria - Pesquisa 5. Psicologia do desenvolvimento I. Título. II. Série.

93-0705 CDD-155

Índices para catálogo sistemático:

1. Filhos e pais : Relacionamento : Psicologia do desenvolvimento 155
2. Interação pais e filhos : Psicologia do desenvolvimento 155
3. Pais e filhos : Relacionamento : Psicologia do desenvolvimento 155
4. Psicologia do desenvolvimento 155

LIVRARIA MARTINS FONTES EDITORA LTDA.
Rua Conselheiro Ramalho, 330/340 — Tel.: 239-3677
01325-000 — São Paulo — SP — Brasil

SUMÁRIO

Para meus pais

APRESENTAÇÃO DA EDIÇÃO BRASILEIRA

O destino das crianças se forma no berço. Já ao nascer, o bebê é envolvido numa complexa rede de desejos e interdições, e precisa "trabalhar" para corresponder ao papel que os pais esperam dele. A profissão de bebê não é fácil. A chegada de um bebê pode ser motivo de grande alegria, mas pode também provocar apreensão, até mesmo ódio, principalmente quando os fantasmas que habitam o inconsciente da mãe rondam a criança. Ora, quando o mal-entendido se instala a relação mãe-bebê se bloqueia e o sonho logo se transforma em pesadelo.

Em *Profissão bebê*, Bertrand Cramer analisa os mecanismos dessa relação tão particular que liga o recém-nascido a seus pais. Através do relato concreto de algumas dessas terapias originais, que envolvem a mãe e o seu bebê, ele percebe e trata tanto as exigências que os pais dirigem ao bebê, quanto a maneira pela qual a criança responde a elas. Mostra-nos como se desenvolvem os mal-entendidos entre a mãe e o bebê e como é possível evitar os problemas que deformam precocemente a vida dos recém-nascidos.

Bertrand Cramer é um médico suíço, formado pela Universidade de Genebra e autor de vários trabalhos importantes para todos aqueles que desejam aprofundar o seu conhecimento sobre a vida e o desenvolvimento emocional do bebê e da criança. Seu estilo claro e preciso, que caracteriza importantes trabalhos como este e outros, que pouco a pouco estão sendo traduzidos no Brasil, permite que suas ricas e originais idéias possam ser entendidas não só por profissionais, como também por leigos. O que é importante no trabalho de Cramer é que ele, por ser psiquiatra e psicanalista, consegue aliar uma compreensão dinâmica e terapêutica dos problemas da infância a um conhecimento preciso e sofisticado que deriva de pesquisas sistemáticas no Serviço de Psiquiatria Infantil da Universidade de Genebra, por ele dirigido desde 1970. Dentre as suas idéias mais importantes, destaca-se a compreensão de como as comunicações entre pais e bebê afetam este último.

Gisela Pitanguy

CAPÍTULO I

UM PSIQUIATRA DE BEBÊS?

Um colega pediatra pede-me para ver a sra. Évelyne Martin e sua filha Marie. Ele está apreensivo com a mãe, que não suporta mais os gritos e choros da filha.

Fico impressionado com a aflição daquela mulher, atônita com o comportamento da filha que, sem razão aparente, se enfurece, bate e arranha.

Ao vê-las juntas, tenho dificuldade em acreditar que um adulto possa sentir-se ameaçado por aquele bebê de treze meses, de jeito tão inocente e passivo. No entanto, a violência está no ar; assim que Marie aproxima a mão do rosto da mãe, esta se afasta bruscamente, dizendo: "Não me arranhe!"

Que mal-entendido! Como pode Évelyne deduzir uma intenção violenta de um gesto aparentemente tão anódino?

A vida de Évelyne e de sua filha tornou-se um drama de desentendimento. Quando seria de se esperar o idílio que deveria unir qualquer mãe e seu bebê, assistimos a um desvio precoce desse encontro.

Por que Évelyne percebe uma violência num gesto que poderia ser uma carícia? Como chegou ao ponto de ter medo de uma criança que ela desejou intensamente?

Por que Marie é tão passiva e como ela vive essa intenção de violência que lhe é atribuída pela mãe?

É possível que já tenha percebido uma intolerância da mãe por qualquer manifestação de agressão e que a passividade que constato seja efeito de um esforço de adaptação a essa sensibilidade materna. Será que Marie já compreendeu que deve reprimir a vivacidade dos gestos para não assustar a mãe? Será que já sabe que pode ser percebida como um inimigo perigoso?

Como veremos adiante, no decorrer de nossos encontros, Évelyne e Marie vivem um impasse. A atmosfera é de uma crise que Évelyne prenuncia como irreversível. Isso a angustia.

Para quem podem voltar-se os protagonistas desse minidrama? O que acontecerá se o mal-entendido perdurar, levando mãe e filha a um conflito armado persistente?

A psiquiatria do bebê

A situação de Évelyne e de Marie está longe de ser excepcional. Inúmeros pais descobrem — com freqüência dolorosamente — que desentendimentos desse tipo vêm perturbar sua relação, às vezes desde o nascimento.

Admite-se, há algum tempo, que os bebês podem apresentar problemas psicológicos. Desde os primeiros dias, podem recusar o seio, evitar a troca de olhares, regurgitar o alimento ou ainda apresentar estados de tensão e de agitação: esses "sintomas" são sinais de angústia psicológica que só compreendemos interrogando os mal-estares compartilhados com a mãe. Este tipo de sintomas — e muitos outros que ilustraremos ao longo destas páginas — tornaram-se objeto de uma nova disciplina: a psiquiatria do bebê.

As psicoterapias mãe-bebê procuram apreender o significado desses conflitos precoces, e neste livro tentarei contar as histórias das motivações ocultas desses desentendimentos. Voltando com freqüência ao caso de Marie e Évelyne, tentarei levar à compreensão de como Marie deve ter-se acomodado — através de sua passividade — aos temores de violência da mãe, e por que esta última se angustia tanto cada vez que a filha a toca.

Uma das minhas intenções é mostrar como alguns destinos podem se travar nessa idade inaugural e dizer que há um recurso contra a fatalidade de seu aprisionamento. Acompanharemos a história de Évelyne e de Marie ao longo de todo este livro, procurando desvendar as razões de seu desentendimento e, assim, tentaremos elucidar os mistérios da alquimia que liga pais e bebês para o melhor e — às vezes — para o pior.

A crise do nascimento

Desde que, há anos, passei a receber pais com seus bebês, eu me interrogo sobre o mistério desses mal-entendidos. Há alguma coisa na chegada de um bebê que provoca as reações mais surpreendentes: o bebê pode ser o redentor, aquele que permite um novo alento às ambições mutiladas dos pais, aquele que promete uma relação de amor perfeito, tal como fora sonhada. Pode ser o personagem ideal que supre todas as falhas, o outro nós mesmos, parceiro de cumplicidades que dispensam as palavras.

Mas ele pode ser também o portador da desilusão por ser o duplo de nós mesmos que desprezamos, ou a reencarnação de um pai ou uma mãe que detestamos, ou ainda por trazer em sua carne a marca do defeito ou do fracasso, devido à sua aparência, a seu sexo ou a uma doença.

O bebê tanto pode despertar amor apaixonado como pode provocar apreensão e até mesmo ódio.

É nesse turbilhão de paixões assim desencadeadas que se inscreve meu papel de psiquiatra: tentarei decifrar por que uma relação de amor se transforma em guerra e como o que deveria ser um sonho torna-se um pesadelo.

A atribuição da identidade

Para isso, inicio minha pesquisa com as primeiras palavras que me são ditas a respeito do bebê. Tentarei decifrar nelas as roupas com que se cobre essa criança ainda nua, as qualidades com que ela é enfeitada e os defeitos de que é acusada. Pois, com a chegada o bebê, ocorre um fenômeno absolutamente espantoso: assim como a natureza tem horror ao vazio, o psiquismo humano tem horror ao que não tem significado; e, diante do desconhecido que é o recém-nascido, os pais se apressam em lhe atribuir uma identidade e toda uma série de atributos. Assim, o bebê é bonito, forte, egoísta, violento e, geralmente, acrescenta-se "como o avô". Esses adjetivos creditados ao bebê sempre se inscrevem numa filiação. É assim que se estabelecem as continuidades entre as gerações e se perpetuam as tradições de família.

O medo do desconhecido

Também é assim que os pais são capazes de se familiarizar com o recém-chegado. O encontro com o bebê ao nascer é um acontecimento único na experiência humana: no espaço de alguns instantes, os pais são obrigados a se unir (e por toda a vida) a um desconhecido. Ora, o desconhecido é sempre fonte de angústia, como o vazio. Atribuindo uma gama de características e semelhanças ao bebê, os pais preenchem o vazio e transformam o estranho em familiar, inscrevendo-o numa filiação conhecida.

O efeito de projeção

O bebê, em sua nudez — considerada como tábula rasa —, provoca um concerto de tais atribuições psicológicas, que imediatamente é visto como dotado de intenções e tendências. Esse processo de projeção (como se os pais exteriorizassem as imagens que carregam de seus próprios pais, ou de si mesmos, atribuindo-as ao bebê) é ativado de forma extraordinariamente intensa em torno do nascimento, dando lugar a encontros absolutamente inesperados; assim, há pais que chegam a confundir o bebê com seu próprio avô. Imagina-se que o choque poderá ser duro, caso esse avô tenha sido detestado ou temido. Um bebê, longe de corresponder ao modelo ideal, pode aparecer de repente sob uma luz amedrontadora, como um fantasma que atrapalha, portador da sombra de alguém que foi odiado.

É nesse espaço de projeção que se situa meu trabalho. Minha tarefa é decifrar quem são os fantasmas que vieram habitar o berço do bebê, para então desalojá-los.

Depois, trata-se de mostrar aos pais que eles esperam que o bebê cumpra seu contrato: ele é obrigado a realizar — através de seu comportamento — os indícios que permitam que seja considerado realmente como a reencarnação do ancestral.

O bebê, então, assume uma profissão: deve "trabalhar" para corresponder ao papel que os pais esperam dele, e isso levando em conta, ao mesmo tempo, seus próprios imperativos. Teremos oportunidade de constatar que essa profissão não é muito tranqüila e exige talento e bons professores.

Mudança de identidade

Mas a chegada do bebê não provoca apenas uma explosão de processos de atribuições de identidade visando a criança. Os pais, ao mesmo tempo, sofrem uma transformação: sentem-se de repente, e sem querer, habitados pelo pai ou pela mãe, ou por um aspecto de um deles. Encontram em si mesmos tendências que os surpreendem, ouvem-se dizer frases que lhes parecem estranhas. Pois, a contragosto, devido ao status recém-adquirido de pais, descobrem-se portadores das características de seus próprios pais.

Essas mutações são bem-vindas quando apóiam sua atividade parental; são assustadoras quando acarretam um sentimento de estranheza e impõem a identificação com os piores defeitos dos pais do passado.

O diferente e o igual

Há na vida alguns momentos-chave cujo ponto comum é o fato de acarretarem uma mudança obrigatória: a transformação da puberdade, a fundação de um casal, a perda de um parente, a menopausa são exemplos conhecidos.

Até hoje ainda não se enfatizou suficientemente a revolução que representa o nascimento de um filho, sobretudo o primeiro. A chegada do novo ser vem acompanhada por uma mudança de status: da condição de filho ou filha passa-se à de pai ou mãe; dois passam a ser três. Nunca mais a vida será a mesma.

Diante dessas revoluções existenciais, será preciso improvisar; será preciso criar o novo. Mas, para bem secretar a pérola que deverá formar-se em torno do grão de areia introduzido no sistema, será preciso inventar a partir de modelos.

Diante do desconhecido que o nascimento impõe, quer o queiramos ou não, é a maior ou menor capacidade dos pais para assimilar o novo ao velho que vai definir o que acontecerá no *continuum* que vai da irrupção do diferente à repetição do mesmo.

Inventamo-nos como pais por referência à nossa vivência de filhos. Descobriremos o bebê através das lembranças infantis que estão adormecidas em cada um de nós; decretaremos que estamos prontos a educar tomando os reflexos parentais a que estivemos sujeitos como filhos.

É nesse encontro único entre o improviso e o familiar, nessa mistura de criatividade e repetição, que tento estabelecer ligações que iluminem a trajetória dos pais e as reações de seu bebê.

O barqueiro, ou o "go-between"

Com freqüência penso meu papel como o de um barqueiro, que facilita a travessia de uma margem à outra: primeiro é preciso passar do antes ao depois do nascimento e atenuar o choque da diferença entre o bebê ideal que se imaginava e aquele — mais prosaico — que se tem de aceitar.

Depois, é preciso facilitar uma viagem de volta: os pais não percebem que o mal-entendido que se instaura com o bebê tem origem na infância *deles*. Trata-se, portanto, de fazer ressurgir os antigos destinatários das reivindicações que eles dirigem ao filho. Para isso, devo fa-

---

* Em inglês no original.

cilitar o ressurgimento de angústias e queixas esquecidas, recalcadas e inconscientes, como faço em meu trabalho de psicanalista. Ligo, então, tudo o que me é dito a respeito do bebê a partir de fantasias, de lembranças, de conflitos que permaneceram latentes até que soasse o toque anunciando a entrada do filho em cena.

Meu trabalho também é o de um *go-between* (mediador), uma espécie de mensageiro entre os pais e o bebê: muitas vezes será preciso que eu traduza as atitudes do bebê, destacando a solicitação de afeição onde pai e mãe só percebiam tirania, o desejo de contato onde prevalecia o confronto armado. Do mesmo modo, pode ser importante indicar à criança (que compreende bem mais do que se imagina) que a retração do pai e da mãe não é tanto indiferença quanto a solicitação de uma demonstração mais viva de sua afeição.

Dirijo-me portanto aos dois parceiros (aos três, quando o pai está presente), explicitando um mal-entendido ou um conflito para quem quiser ouvir: aproveite quem puder!

A encenação

Ao contrário do que acontece em psicanálise, ou em psicoterapia de adultos, há muita ação e interação nas sessões: primeiro a mãe e o bebê realizarão trocas, depois o bebê organizará jogos cujo sentido posso interpretar. Além disso, minha presença influencia o que acontece, e interações muito significativas com freqüência seguem-se a meus comentários. Posso ser percebido como pai ou mãe da mãe, ou como um estranho que se imiscui na intimidade mãe-bebê, ou ainda — quando o pai não está presente — como o terceiro paternal. Em outras palavras, a mãe e a criança operarão uma "transferência" para mim, atribuindo-me um papel e intenções, como acontece em todos os encontros com um "terapeuta".

Observo o que acontece entre mãe e filho, considerando os encadeamentos de interações como mensagens carregadas de sentido; muitas vezes uma interação corrobora o que a mãe acaba de dizer, assumindo então o mesmo valor revelador que as associações verbais do discurso materno.

De fato, as interações mãe-filho realizam uma encenação, revelando um roteiro que anima as trocas entre os parceiros independentemente de sua vontade. Gosto de empregar o termo roteiro, pois ele dá conta da fidelidade dos protagonistas aos papéis que lhes são atribuídos por sua história preexistente. A mãe e o bebê agem como atores de um drama (ou de uma comédia) que já tivesse sido escrito: repetem incansavelmente, e sem muita improvisação, cenas que regem seus comportamentos. Essas cenas correspondem a fantasias inconscientes que compõem sua trama. A interpretação dessa atuação tem um valor extremamente revelador para a mãe: ela se dá conta, então, de que o roteiro de fantasia que a habita inconscientemente determina suas trocas cotidianas com seu bebê, contribuindo para os sintomas dele.

Quando gravo essas sessões e as vejo em vídeo com a mãe, muitas vezes ela se espanta com a repetição das cenas e toma consciência de que, sem saber, participa de um roteiro que alimenta o problema que compartilha com seu bebê.

O esclarecimento

Fiquei impressionado com a capacidade extraordinária que muitos pais têm de se aliar ao processo de descoberta que lhes proponho por ocasião das sessões em comum com o bebê. A presença do bebê, sua contribuição em interações repetitivas têm muito a ver com a notável capacidade dos pais para se mobilizar, para ligar essas "encenações" ao teatro de sua própria história infantil.

Muitas vezes essas sessões acarretam mudanças que permitem uma retomada do vínculo entre pais e filho e uma redução da inquietude e dos sintomas.

Convenci-me, assim, de que as terapias mãe-bebê trazem um potencial considerável de esclarecimento, permitindo ao mesmo tempo uma melhor compreensão da relação precoce pais-filho e uma prevenção dos distúrbios relacionais a longo prazo.

É o fruto dessa experiência que tento transmitir neste livro. Embora minha prática se apóie em estudos científicos complexos e numa experiência de psicanalista, gostaria de expô-la à maneira do contador de histórias, mais do que segundo uma lógica científica.

Volto agora à história de Évelyne e de Marie, esboçada no início.

CAPÍTULO II

A QUEIXA

Quando uma mãe me procura, sempre começa por uma queixa ou uma preocupação a respeito da criança.

Tomemos em primeiro lugar a situação em que a queixa predomina. A mais freqüente refere-se aos choros e gritos, aos distúrbios do sono e à falta de apetite. Mas às vezes ela é mais complexa e até mesmo embaraçosa: o bebê não é afetuoso, só pensa em si, exige tudo da mãe. Ou ainda é agressivo, quer machucar.

Não se imagina, a priori, que um adulto espere sinais de afeição de um bebê de alguns meses, nem que um bebê possa ser sentido como violento. No entanto, essas mães são sinceras, estão convictas do que afirmam e às vezes chegam a me demonstrar a realidade do comportamento denunciado. "Veja como ela me arranha", dizia a sra. Martin a respeito de sua filhinha Marie. Presto a maior atenção a essa queixa, aos detalhes de sua formulação, à emoção de que vem acompanhada. É imprescindível evitar ignorá-la ou duvidar de sua autenticidade, *mesmo que* se constate que parece exagerada ou desproporcional.

A natureza da queixa indicará o ponto de emergência de uma dor psíquica mais profunda. É a ponta do fio vermelho; serei levado a descobrir um outro palco, no qual se encena o drama que explica o exagero da reivindicação materna.

Essa queixa, como o tema de uma abertura de ópera, voltará com freqüência durante o desenrolar do drama; esse motivo irá orientar minha atenção, definir minhas perguntas, dirigir minha curiosidade. Estarei apontando suas manifestações mais notáveis, a cada novo relato que se inicia. E espero, ao longo de todo o meu trabalho, que ao final essa queixa encontre seu objeto real.

Minha filha me machuca

Voltemos à queixa da sra. Martin com respeito a Marie. Se a decifrarmos detalhadamente, descobriremos toda uma série de indícios que nos colocarão diante de várias pistas a serem seguidas; é o início da caça ao tesouro.

É preciso antes imaginar a cena. A mãe, enviada pelo pediatra, chega ao consultório de um psiquiatra que ela não conhece. Este a recebe numa sala de entrevistas, onde há duas câmaras manipuladas à distância, a partir de um equipamento de controle que fica na sala ao lado. Ela autorizou a gravação, e uma das coisas mais surpreendentes nesse tipo de encontro é que, apesar de seu caráter insólito, ele permite o estabelecimento muito rápido de uma intimidade e de uma comunicação de dados com grande carga emocional. Pela primeira vez a mãe descobrirá seu conteúdo.

Vamos acompanhar agora, detalhadamente, os dez primeiros minutos da nossa conversa. Veremos que é a mãe quem fala mais; a criança está em seu colo; eu ouço, observo e faço o que é preciso para alimentar a curiosa conversa.

A queixa se desfia da seguinte maneira: "Marie me segue por todo lado; ela vem se tornando agressiva, e não consigo achar a razão disso."

Depois vem a descrição de um jantar em família no restaurante, que foi uma cena muito constrangedora para a mãe, pois Marie subitamente começou a gritar, esbravejar, bater os pés... "sem eu saber por quê".

Tentam acalmá-la por todos os meios; os pais ficam embaraçados, os garçons aborrecidos. De repente, os gritos param, "... não sei por quê".

A sra. Martin comenta: "Acontece de repente, ela grita cada vez mais alto, sem ninguém saber por quê."

O bebê é um enigma

Essa descrição durou três minutos e trinta segundos. A mãe parece bastante calma; o que me chama a atenção, em compensação, é o quanto ela se sente perturbada por esse comportamento. Insiste *quatro* vezes: não entende sua razão, esse comportamento a intriga e a surpreende. Os procedimentos de Marie são um enigma que está além de sua compreensão.

Essa incompreensão dos comportamentos do bebê e de suas motivações é uma causa freqüente de angústia para os pais; sentem-se desguarnecidos de pontos de referência e vêem-se — diante da criança — como que em presença de um estranho. "É um extraterrestre", disse-me uma mãe, atônita com a atitude de seu bebê.

Nessa interrogação instala-se uma forma de assustadora estranheza: é impossível reencontrar-se nesse pequeno "igual". É verdade que a ausência de linguagem torna difícil a decodificação do comportamento do bebê, mas aparece uma outra dimensão, causa dessa perturbação. Ao seguirmos a troca, perceberemos a emergência de outra cena por trás daquela que vemos. A crise de cólera de Marie impressiona a mãe, pois ela remete a uma outra violência, entre outros parceiros, há muito tempo, no passado da mãe. A assustadora estranheza deve-se à aparição furtiva de fantasmas do passado da mãe, criando o mesmo suspense angustiante que o surgimento, num filme, de uma sombra misteriosa por trás do herói, que só o espectador vê.

Na sessão de terapia, veremos que o herói é a mãe e a criança; o espectador petrificado é o terapeuta, e a sombra assustadora é o fantasma da mãe da mãe (ou de outro membro de sua família de origem).

Retomemos o relato dessa primeira sessão onde o havíamos interrompido.

"E depois", diz a sra. Martin, "há uma forma de agressividade diante da qual não sei o que fazer. Quando lhe proíbo alguma coisa, ela reage — acho — de maneira muito violenta: ou me arranha, ou me morde, ou então me bate. Diante disso, não sei como reagir; na minha opinião, bater não é a solução."

Para tentar entender a causa de sua perturbação, digo à sra. Martin que ela deve ficar espantada por uma criancinha tão pequena como Marie manifestar-se de maneira tão agressiva. "A senhora não esperava por isso", digo-lhe, tentando levá-la a falar do hiato entre suas expectativas com respeito a seu bebê imaginário e a surpresa com o bebê real.

"Não, eu não esperava por isso. É como uma relação de forças; é como se ela estivesse avaliando meu caráter."

Intimamente, surpreende-me que um adulto possa sentir-se desafiado por aquela menina tão pequenina, tão imóvel também, que eu descreveria mais como um passarinho do que como um adversário imponente. A diferença entre a intimidação da mãe e minha percepção daquela criança tão pequena e pacífica indica que uma outra cena, talvez um pesadelo, esteja alterando a imagem que ela faz da filha.

A sra. Martin diz ter muito receio de que ela e a filha atinjam um "estágio de não-retorno"; teme que, se resolvesse dar uma palmada em Marie, a menina pudesse pensar: "Minha mãe é um carrasco, não é mais uma mãe."

Fico impressionado com o exagero da imagem, ela me confirma que, de fato, uma fantasia de uma grande violência está aterrorizando aquela mãe. E é então que todo o palco se transtorna: a música torna-se grave, aparecem novos cenários e um personagem imenso, assustador na fluidez de seus contornos, irrompe em cena.

Recuamos vinte anos: o passado da sra. Martin é catapultado para dentro da sala de entrevistas e vamos todos assistir, petrificados, a uma violenta tormenta que colocou Évelyne Martin em confronto com sua própria mãe desde o início do encontro *delas*.

A sra. Martin perdeu o sorriso; anima-se explicando: "Eu tinha ahn... eu tenho uma mãe muito violenta;

ela pegava a vara de bater tapete com muita facilidade... bem, sinto muito, não tenho boa lembrança dela. Chegava a lhe esconder coisas, por medo de suas reações. Não queria que isso acontecesse com Marie. Em casa, numa certa época, era uma pancadaria."

É seu momento de mais forte emoção; ela diz: "Não, realmente eu não desejaria, não, não, não, não desejaria ter esse tipo de relação com Marie." Isso é dito com um tom de profunda apreensão, como se ela estivesse persuadida de que nada poderia afastá-las desse destino de violência compartilhada.

Estamos a oito minutos do início da sessão, e já nos "desligamos" da realidade presente, da queixa com respeito a Marie. Um fantasma tomou o lugar da criança. Uma cena antiga substituiu a "crise" do restaurante.

A criança dublê

Um novo personagem introduziu-se entre nós; instalou-se e nós o veremos crescer no decorrer dos atos do drama, adquirindo colorido, mostrando um contorno e voltando à vida, saindo das catacumbas que o encerravam nas lembranças infantis de Évelyne Martin.

A assustadora estranheza é a presença não reconhecida desse fantasma escondido atrás da criança. A violência atribuída a Marie é provavelmente a que animava as brigas entre mãe e avó. Quanto à queixa, veremos que ela tem como objeto a avó materna: Évelyne Martin queixa-se da violência de sua mãe *através de* Marie, que é apenas um porta-voz, um substituto da avó, um ator suplente. Marie é a "dublê" de sua avó e provoca em Évelyne Martin o mesmo terror que aquela a quem substitui.

O medo da loucura

Évelyne Martin apresentará esse terror de maneira perfeitamente racionalizada e aceitável: depois de descrever o medo das violências que animavam sua relação passada com a mãe, Évelyne se recompõe, faz uma pausa (como que para expulsar o fantasma que acaba de aparecer), apaga os projetores que nos haviam permitido rever a cena da vara de bater tapete, então me pergunta, como perguntaríamos a um especialista: "Então, nos testes referentes a Marie, o senhor descobriu alguma coisa de anormal?" Desconcertado por um momento, lembro-me de que ela veio me consultar enquanto especialista, e a tranqüilizo: todos os testes aplicados estão normais. Mas encadeio: se está me fazendo essa pergunta, é porque teme que Marie tenha alguma coisa de anormal; e o que ela deve temer, na verdade, é já ter reproduzido com ela a relação de violência que conheceu com sua própria mãe.

Évelyne Martin concorda, depois introduz um outro personagem: seu marido preocupa-se com a violência de Marie. Conhecidos haviam feito comentários alimentando o receio de que Marie tivesse alguma coisa de anormal na cabeça.

Fico muito feliz de que essa preocupação tenha podido ser verbalizada. O medo da loucura é onipresente;

todos o têm, por si mesmos, pelos outros, e é preciso que seja reconhecido, depois explicitado, para que então possamos exorcizá-lo.

De fato, todos os pais tiveram — mais ou menos conscientemente — medo de ter um filho "anormal". Isso sobrevém principalmente durante o terceiro trimestre da gravidez, mas essa serpente pode voltar a pôr a cabeça de fora em todas as etapas do desenvolvimento: quando um bebê grita muito alto, quando uma criança se recusa a ir para a escola, quando vai mal na escola ou ainda quando seu comportamento de adolescente toma dimensões extremas.

Se tantas pessoas temem o psiquiatra, e *evitam* obstinadamente consultá-lo, é porque têm a convicção profunda e inconfessa de que ele justificará seus medos de que o filho seja louco.

Ora, nesse caso, é fácil para mim fazer o contrário e justamente exorcizar essa angústia: o medo da loucura na verdade cobria o medo da reprodução presente de uma violência antiga. Todos nós conhecemos na infância a violência, o excesso das paixões e dos ódios. Sua reemergência é sentida como uma ameaça real ao equilíbrio psíquico, assumindo a máscara da loucura.

Muitas vezes, basta dar um nome a esse conteúdo oculto para que se desvaneça o medo da loucura. Foi o que aconteceu assim que Évelyne Martin descobriu que seu medo real era levar Marie a uma relação de violência, até um "estágio de não-retorno", reproduzindo assim seu passado com sua mãe.

Identificando esse drama antigo, constatando sua repetição no presente, exorciza-se o fantasma temível e reduz-se o medo da loucura.

Mostrando simplesmente à sra. Martin que ela tinha medo de se tornar, por sua vez, o "carrasco" de sua filha, foi possível desativar um primeiro nível de angústia. Eu a fiz saber que a repetição do passado não era inexorável, que seu destino não era necessariamente tornar-se também a mãe-carrasco que ela tanto temera.

Uma nova liberdade lhe era possível; iria descobrir Marie com outros olhos.

O efeito de encontro

O que descrevi até agora está inteiramente contido nos dez primeiros minutos de nossa primeira conversa! Naqueles poucos minutos, uma mulher confiou a um desconhecido uma parte essencial do drama de sua vida passada, e sua principal apreensão com respeito a seu bebê.

Ela nunca o tinha dito a qualquer outra pessoa e nem mesmo sabia que naquele dia iria revelar tudo isso.

No encontro com um profissional que não julga, que está investido do poder da ciência e que sabe escutar, há um efeito revelador espantoso: é o *efeito de encontro*.

Dez minutos é, com freqüência, o quanto dura uma consulta pediátrica. Muitas consultas são motivadas por queixas e apreensões maternas do mesmo tipo daquelas que acabei de relatar. Em dez minutos, o pediatra não tem condições de se envolver no processo de descoberta que se instalou neste caso. Ele precisa deter-se no mais urgente, isto é, no "sintoma" do bebê, e seu reflexo é — na maioria das vezes — tranqüilizar a mãe, dar-lhe conselhos ou remédios, e amenizar tudo isso com uma frase consagrada: "Tenha paciência que tudo vai passar."

Em muitos casos, a atitude tranqüilizadora do pediatra será suficiente para acalmar a angústia subjacente. Mas com certeza num caso como o dos Martin nem palavras tranqüilizadoras e menos ainda remédios poderiam resolver o problema da "agressividade" de Marie.

Felizmente, neste caso o pediatra conhecia bem seu ofício; compreendeu que o problema era do âmbito da dor psíquica e não da dor física. Como conhecia meus trabalhos e, principalmente, já me vira trabalhar (o que dissipava as reservas da medicina clássica com respeito aos psiquiatras!), ele preferiu enviar-me os Martin, sentindo, por outro lado — graças à sua sensibilidade e à sua experiência — que a sra. Martin estava disposta a se entregar a um esforço de reflexão sobre si mesma.

Ela estava preparada, então, para considerar que o problema não era puramente físico ou da competência de métodos de educação especial. Estava, como vimos, num estado que se poderia chamar de questionamento apreensivo. Não compreendia seu bebê e estava disposta a se interrogar sobre o enigma de *sua* relação com o bebê. A prova disso é que em dez minutos liberou uma apreensão já antiga, ligada a uma outra relação mãe-filha, de seu próprio passado.

Ela foi capaz de realizar essa conversão da relação presente na do passado porque não a tranqüilizei nem lhe dei conselhos ao receber sua queixa — é essa a mola do efeito de encontro.

Veremos agora por que não se pode parar nesse primeiro esclarecimento, mesmo que ele leve a um alívio da apreensão. Dez minutos de conversa podem mudar muitas coisas, mas numa investigação psicoterapêutica é preciso ir mais longe.

Uma queixa pode ocultar outra

Em psicanálise, sabe-se que toda manifestação psíquica — um sentimento, uma fantasia, uma angústia — tem vários níveis. O que aparece no primeiro pode, na verdade, conter seu contrário: um temor revela um desejo, assim como um desejo pode mascarar uma fuga.

A forma de uma queixa transmitirá um primeiro significado que — se dermos à corrente dos pensamentos do paciente a liberdade de fluir sem entraves — fará aparecer gradualmente outros sentidos, mais ocultos. O psiquismo revela, como quando descascamos as camadas sucessivas de uma cebola, uma série de significados sobrepostos, os mais inconscientes sendo os mais difíceis de serem penetrados.

Em psicanálise, portanto, nunca se consegue circunscrever uma causa fundamental. A arte do terapeuta consiste em procurar incessantemente o que é não dito na sucessão dos enunciados produzidos pelo paciente, a fim de prosseguir a busca de motivos cada vez mais profundos.

Na terapia da sra. Martin e de Marie, tínhamos chegado a definir um primeiro tema: o temor de reencontrar, com Marie, a troca de violência que caracterizava a relação de Évelyne, em sua infância, com a própria mãe. Veremos que a queixa de Évelyne, "Marie me agride", esconde outros motivos que irão emergir gradualmente. Uma queixa pode ocultar outra; uma manifestação visível encerra sua contrapartida oculta, inconsciente, e o trabalho do terapeuta consiste em favorecer uma série de múltiplas inversões.

A violência e o amor

Entre essas numerosas inversões, a do ódio em amor é uma das mais constantes, e também uma das mais perturbadoras. Num primeiro momento, eu poderia ter-me contentado em explicar a queixa inicial da sra. Martin simplesmente como medo da violência entre uma mãe e sua filha.

A sra. Martin teria medo, o que é muito natural, de que se reproduzisse com Marie a violência, talvez o ódio, que animava sua relação com a mãe, com todo o séquito de angústias que pode acompanhar essa experiência.

Logo, no entanto, eu mudaria de tom. Depois dos dez minutos iniciais que haviam ocupado a cena de brigas entre as mães e as filhas, passaríamos a ouvir outra música.

A culpa

Acabávamos de evocar as brigas entre Évelyne Martin e sua mãe; Marie se anima; leva a mão ao rosto da mãe e mexe em seus óculos. A sra. Martin recua imediatamente, tira os óculos e diz com firmeza a Marie: "Não, não!" Sinto que ela teme a brutalidade do bebê e digo-lhe que ela vê naquele gesto uma incitação a um confronto agressivo; acrescento que ela teme constantemente que se reproduzam com Marie as brigas que tinha com a mãe e das quais carrega ainda a lembrança aguda.

A sra. Martin concorda: "Chegamos a certos extremos; uma vez até dei um tapa na minha mãe; eu não queria levar um tapa; deixei a marca dos meus cinco dedos no rosto dela."

De fato, aquele tapa deixou uma marca profunda: a mãe da sra. Martin chorou; pouco tempo depois, Évelyne Martin foi mandada para um pensionato, onde ficaria por quatro anos (dos treze aos dezessete anos).

Mas Évelyne carrega essa marca para sempre em si mesma. Sentiu-se profundamente envergonhada pelo que tinha feito à mãe e, ainda hoje, essa culpa a atormenta como uma queimadura.

Esse sentimento de culpa é lancinante; como uma menina de treze anos pode levantar a mão para sua própria mãe? E a punição não se fez esperar: o exílio no pensionato, depois um distanciamento cada vez maior, irreversível, entre Évelyne e sua mãe.

Que inversão! Poderíamos acreditar que a sra. Martin tivesse terror da "violência" de Marie, assim como tinha da vara de bater tapetes de sua mãe. Ela era a vítima, os outros, os carrascos — fórmula simples, evocada com freqüência, da violência sofrida que pode marcar uma vida.

E eis que ela se descobre a autora de uma crueldade, culpa tão difícil de apagar quanto a marca dos cinco dedos impressos no rosto da mãe quando ela a deixa para ir trabalhar.

O quadro inicial já mudou bastante. No entanto, estamos apenas no décimo sexto minuto da primeira sessão! Em alguns minutos, uma cena com dezenas de anos irrompeu na organização do presente, como quando, durante uma erupção vulcânica, um magma profundo vem subverter uma paisagem conhecida.

A distribuição de papéis entre Évelyne e sua filha já não é tão simples: se ela teme a agressividade de Marie, não será por ela reavivar *sua* própria violência contra sua mãe, criando uma culpa insuportável?

Seu temor não será determinado pela previsão de que Marie também dará um tapa em sua mãe, provocando a ruptura e o exílio no pensionato?

Évelyne Martin irá confirmar: desde que a filha começou com suas "crises de violência" ela voltou a pensar no episódio do tapa, na cozinha, com as marcas de seus dedos que ela não consegue apagar da memória. "Se ela continuar assim, poderá também chegar a esse ponto." Uma cena de violência, adormecida até então, impôs-se com a presença de Marie.

Esta seria a pior punição para Évelyne: que o tapa que a fez perder o contato com sua mãe levasse um dia à ruptura com Marie. Que antecipação angustiante!

Olho por olho..., ela errou batendo na mãe, ela será punida apanhando também. Lógica da culpa!

O tema da culpa, portanto, introduziu-se como uma sombra, por trás da queixa inicial que denunciava a violência de Marie. É uma primeira inversão, e para detectá-la é preciso que apareça um outro tema, mais inesperado ainda.

A nostalgia do amor

A nostalgia é uma das paixões mais fortes do ser humano. Nada é mais doce do que a evocação do paraíso perdido da infância; nada é mais sedutor do que a imaginação dos amores de que éramos objeto (ou dos quais acreditávamos ser objeto).

A imagem à qual a nostalgia quase sempre está ligada é a de uma relação idílica, exclusiva e sem mistura, com uma figura parental perfeita, quase sempre encarnada pela mãe.

Essa imagem é representada em todas as culturas, de todas as épocas, seja na arte, na religião, nas ideologias.

Nas artes plásticas há uma profusão de cenas de mães todo-poderosas ou de maternidades comoventes. Inúmeras religiões representam a mãe fecunda como a deusa suprema. Embora a corrente judaico-cristã ostente uma nítida preferência pela relação pai-filho, o culto a Maria, mãe de Jesus, representa uma possibilidade de intercessão, um repouso mais caloroso diante das exigências do pai celeste.

E a Igreja católica bem percebeu a necessidade desse recurso à imagem materna, uma vez que ela mesma se ofereceu como a mãe-Igreja.

No domínio que nos preocupa — a relação pais-filho —, essa nostalgia de um passado é o motor essencial do forte desejo que impele as pessoas a se tornarem pais de uma criança. O desejo de recriar uma relação pais-filho ideal, que conhecemos, ou que gostaríamos de ter tido, gera nos seres mal saídos da infância a ambição de adquirir o status de pai ou mãe. Uma relação muito antiga, refugiada na pré-história do sujeito, irá coagi-lo, por uma conversão radical, a recriar uma relação pais-filho. E esse sujeito nunca perceberá que é o filho refugiado de sua pré-história que preside a seu destino de pai ou mãe. Nunca..., a não ser que sobrevenha um problema, e que um processo de autodescoberta (como numa psicoterapia) permita que se faça a ligação entre a relação que se esboça com o bebê presente e a que presidia à aurora de sua própria infância.

É a pré-história reproduzida no presente; é o passado recapitulado na atualidade; é o filho, pai do homem.

O desejo de ter filho, portanto, alimenta-se na fonte da nostalgia do amor primário, e toda mãe reencontra as marcas de sua primeira relação quando entra na "maternalidade".

Assim, muitas mães surpreendem-se sonhando muito com sua própria mãe quando acabam de dar à luz. Outras acreditam perceber em seu bebê atributos de sua própria mãe. Uma mulher que eu estava acompanhando em análise dizia-me que julgava estar ouvindo a voz de sua mãe quando seu bebê gemia baixinho. Nesse tipo de fenômeno, o que ocorre é a reativação de relações precoces da infância da mãe através do estabelecimento de uma nova relação mãe-bebê.

Pouco importa que agora seja um bebê que represente a mãe da mãe; o importante é que a relação de amor primário possa ser reanimada, que a nostalgia de amor seja substituída pela realidade de um amor vivido.

O projeto de ter filho contém essa promessa de realização de uma vivência há muito enterrada. Tornar-se pai ou mãe é, portanto, reencontrar *seus* próprios pais.

O exílio

Nós todos somos exilados do paraíso perdido do amor primário. Mas para alguns esse exílio é atualizado por uma ruptura, pela distância ou pelo luto.

Para Évelyne Martin, o exílio tornara-se uma realidade duramente vivida. Perdendo as esperanças de encontrar um contato gratificante com seus pais, ela decidira tornar-se independente aos vinte e dois anos: "Um belo dia", disse ela, "arrumei minha mala e a deixei plantada lá, coitada!" Évelyne se condena por ter deixado sua mãe "plantada lá"; mas viver uma "proximidade distante" dentro da mesma casa dava-lhe muita frustração.

Desde então, vê pouco seus pais, que, aliás, voltaram à sua Espanha natal, a mais de mil quilômetros. E então mais uma surpresa me aguarda. Opera-se uma inversão radical. Quando era de se esperar que a partir daquele momento ela pudesse regozijar-se na paz reencontrada através da distância (e saborear a liberdade assim adquirida), Évelyne passa a desfiar uma série de queixas quanto à separação imposta por essa distância. Ela partira, e agora sofria com seu exílio. Fui capaz então de avaliar o caráter irredutível da nostalgia de amor: apesar de todos os conflitos que a haviam dolorosamente colocado em oposição à mãe, Évelyne sonhava a cada dia com um chamado ou um sinal de sua mãe.

Eis como chegamos a essa revelação (no final dessa primeira sessão). Évelyne repetia sua queixa quanto às brutalidades de Marie. Uma cena ilustraria então a agudeza dessa insatisfação. Marie leva a mão à boca de sua mãe; esta recua, dizendo: "Você quase me arranhou." Sem perceber hostilidade naquele gesto, comento com Évelyne: "A senhora está sempre esperando represálias por parte dela." E ela responde: "É automático. Ela quase nunca me faz carinho. Também não compreendo o porquê disso. Às vezes, quando a gente faz carinho, tem vontade de também receber de volta!"

Aí está, finalmente, o motivo essencial da queixa. Évelyne espera que Marie lhe dê provas de amor; e sua queixa assumiu um caráter quase infantil; é como se estivesse ferida por não receber, de volta, marcas de amor de seu bebê. Portanto, é a criança nela que está se queixando, e o objeto dessa queixa — agora sabemos — não pode ser Marie. Trata-se decerto de seu objeto de amor primário, sua mãe.

Évelyne começa a desfiar suas queixas: explica que vê pouco sua mãe, só durante as férias, e então ainda é preciso partilhá-la com o resto da família.

Digo-lhe então que, se ela teme tanto que a violência leve a uma ruptura entre ela e Marie, é porque sente uma profunda saudade de sua mãe. Ela reage prontamente: "Ah, sim, claro. Se ela me telefonasse hoje anunciando sua vinda, eu pularia até o teto!" Acrescenta que seu apego aos pais é indelével; que continua tendo esperança de que seja possível uma reunião; sente sua situação como um exílio, e sua nostalgia como irremediável.

Continua declarando — para minha surpresa — que a mãe também é muito apegada a ela: "Quando estou lá, ela começa a chorar três dias antes da minha partida!"

Quantas oportunidades de amor perdidas, quantos desencontros entre essa filha e sua mãe; entre elas, o único meio de troca é a briga, e o vocabulário de amor é o rancor.

As inversões

E que inversão ao longo dessa conversa! Ela começou com uma queixa quanto ao excesso de agressividade por parte da filhinha de treze meses. E termina com uma confissão de um amor de vinte anos por uma mãe situada a mil quilômetros do lugar de exílio de sua filha. Uma queixa de agressividade esconde uma queixa de amor, e pede-se a um bebê a afeição esperada de sua avó.

Reencontramos essa inversão da queixa (de violência em amor, do bebê na avó) em todas as consultas com pais e filho. Dela é possível extrair uma regra e definir uma lei: as queixas dos pais com respeito a seu bebê (depois a seu filho criança ou adolescente) eram, originalmente, dirigidas aos pais do pai ou da mãe. Com o nascimento do bebê, transferem-se para ele frustrações, ressentimentos, rancores que têm origem nas relações infantis da mãe ou do pai. Pode-se até mesmo dizer que há transferência para o bebê de relações antigas, por analogia com a transferência que leva o paciente a tratar seu analista como uma nova edição de seus pais. O bebê torna-se a efígie de seus avós; a relação com o bebê torna-se o suporte de um drama representado na infância da mãe ou do pai. É assim que se estabelecem as heranças psicológicas nas famílias.

Voltaremos a falar nisso adiante, quando examinarmos as filiações e o que chamamos de "hereditariedade psicológica".

Os roteiros mãe-bebê

No fim dessa primeira sessão, eu tinha a sensação de ter assistido a um minidrama, animado por vários personagens (dos quais alguns estavam ausentes da consulta), que se desenrolara sobre vários temas, cada um seguindo um fio vermelho com sua própria lógica. As trocas recíprocas entre a mãe e o bebê (suas interações) obedecem a um certo código. O tema, Marie é bruta e não demonstra afeição, é corroborado por uma ação em que o bebê "arranha" o rosto da mãe.

Esse tema é repetitivo, a ponto de parecer determinar toda a relação mãe-criança, acarretando a queixa e o pedido de ajuda. O aspecto repetitivo, obrigatório, desse tema atuado a dois pode ser considerado como uma seqüência dramática à maneira de uma representação teatral: há papéis (o carrasco, a vítima), há uma seqüência bem ordenada e — sobretudo — descobre-se que o *script* foi concebido já há muito tempo (na infância da mãe). Tem-se a impressão de assistir a uma representação realizada por atores que recitam fielmente um texto preestabelecido. Há pouco espaço para a improvisação; tudo parece combinado previamente.

A preexistência do *script*, a repetição da seqüência-chave, a impressão de que os protagonistas estão congelados num papel e, finalmente, a atualização desse minidrama em atuações a dois, tudo isso sugere a analogia com um roteiro dramático.

Pode-se verificar assim, em *toda relação* pais-filho, a influência de tais roteiros, mais ou menos obrigatórios e mais ou menos problemáticos.

O roteiro tem um conteúdo — sob forma de idéias, de fantasias, de sentimentos — e uma forma atuada (as interações). O conteúdo varia segundo as vicissitudes da relação do pai ou mãe com seu próprio pai ou mãe. Ele também é determinado pelas particularidades do próprio bebê. Alguns bebês, por exemplo, são muito difíceis de contentar: seus gritos são persistentes — apesar de todos os esforços para acalmá-los —, eles comem sem prazer, resmungam sempre que alguém toca neles.

Bebês desse tipo apresentarão uma frustração ainda maior para a mãe que, em sua história pessoal, já teve a impressão de não conseguir dar satisfação a seus pais.

Uma coincidência entre uma predição de mau augúrio (por parte da mãe) e sua confirmação pela realidade de um defeito do bebê (como por exemplo a existência de uma doença ou de uma deficiência congênita) podem provocar um descarrilamento dramático — aparentemente irreversível — em certas díades mãe-bebê.

Uma tal combinação pode ter efeitos devastadores; vejo algumas mães desesperadas, convencidas de que são incompetentes, até mesmo inúteis. Esse tipo de círculo vicioso tende a se auto-alimentar, num automatismo que aterroriza as mães: vêem nisso a prova de que a predição de insatisfação e de fracasso a dois é inevitável. Meu trabalho consistirá então em decifrar o roteiro central: uma queixa repetitiva, associada à história inconsciente da mãe e realizada por trocas recíprocas em que a angústia predomina sobre o prazer. Depois, tratar-se-á de remontar às causas e de desfazer a predição inexorável. Veremos a seguir como é possível desativar esses maus presságios e até mesmo transformar *scripts* que foram escritos na geração precedente.

Felizmente, a maior parte dos roteiros não são determinados pela necessidade do fracasso ou por um destino de infelicidade.

A felicidade — ao contrário do que se acredita — também tem sua história. Alguns bebês têm a sorte de representar a realização do sonho mais precioso de seus pais. Nascem, por exemplo, exatamente no momento em que os pais precisavam encontrar o tipo de bebê que eles realmente encarnam: determinado filho, por sua aparência, seu sexo, seu temperamento, vem atualizar uma ambição ou uma forma de relação que faltava para realizar um ideal de perfeição buscado pelos pais. Então, tudo se torna fácil; cada etapa do desenvolvimento confirma o projeto parental: o *script* se desenrola conforme o previsto; a realidade corrobora a fantasia ideal. Disso resulta um sentimento de reciprocidade que justifica para os pais e o filho a convicção de que encontraram o parceiro ideal. Essa reciprocidade leva a uma confiança básica que nada pode abalar. Os grandes homens e mulheres muitas vezes adquiriram a convicção de seu destino de exceção nesse amálgama mágico de uma reciprocidade cumprida.

A prevenção precoce dos distúrbios psíquicos

O estudo das biografias assim como a prática da psiquiatria provam que esses roteiros — que podemos chamar de transgeracionais — exercem um poder considerável e duradouro; determinam as primeiras relações, mas persistem durante toda a vida.

Cada um de nós tenta ajustar-se a eles; nossos projetos de vida, nossas escolhas, mas também nossos fracassos e nossas depressões inscrevem-se na lógica desses roteiros. Portanto, é importante para cada um saber decifrar o código deles, encontrar suas origens e agenciar suas realizações em função do que é possível.

A primeira infância é o momento ideal para esquadrinhar os primeiros esboços desses roteiros. De fato, o projeto dos pais com respeito ao filho é particularmente visível no pós-nascimento, e com freqüência é através de derrapagens desse projeto que se pode apreendê-lo melhor. Por isso as consultas com pais e bebê representam uma oportunidade extraordinária para detectar um destino quando ele ainda está em estado de esboço; os jogos ainda não estão feitos, os automatismos ainda são mobilizáveis. A prevenção psiquiátrica encontra portanto uma aplicação privilegiada no estudo dessas primeiras relações.

E o sonho do psiquiatra, que eu sou, é poder influenciar precocemente os malogros do diálogo, antes que se solidifiquem circuitos de fracasso e de incomunicabilidade.

A atualização dos roteiros

Uma questão fundamental sempre me fascinou: se esses roteiros influenciam tão profundamente a relação, e se constatamos que os bebês desempenham exatamente o papel que lhes é conferido, como se faz a comunicação à criança do roteiro que lhe concerne?

Como acontece que o bebê realize exatamente o comportamento que a mãe espera dele?

De fato, freqüentemente assistimos a uma realização fiel por um bebê do roteiro previsto na história pessoal de sua mãe. Como ele toma conhecimento do papel que deve desempenhar? Como pode a mãe que teme a agressão ter um bebê que a agrida? Como explicar que uma mãe cuja angústia central refere-se à ingestão de alimentos tenha um bebê anoréxico? Como o bebê de uma mãe que teme acima de tudo ser abandonada aprenderá a ter medo sempre que se separa da mãe?

Tomemos um exemplo impressionante: uma jovem mãe procura o consultório porque seu bebê vomita com freqüência; sua apreensão é desproporcional à realidade, pois o bebê está se desenvolvendo bem. Ao ouvi-la, constato que ela liga isso à morte de seu irmão no último trimestre da gravidez. ''Do que morreu seu irmão? — De câncer no intestino'', diz a mãe. Ela descreve a agonia do irmão, o cheiro insuportável e a visão intolerável de... seus vômitos. Na mesma hora, o bebê regurgita! Essa coincidência facilita o estabelecimento da ligação: ''A senhora se preocupa tanto com os vômitos do bebê porque os interpreta como o prenúncio de uma doença mortal.'' O efeito é imediato; ao se decifrar a manifestação assustadora em termos de uma situação antiga não dominada, a angústia se alivia. A mãe confundira o filho com o irmão. Estabelecida essa ligação, ela pôde chorar — pela primeira vez desde a morte do irmão — e a angústia com respeito ao bebê desapareceu.

A questão que se coloca é se o vômito do bebê — uma vez que a mãe evoca os do irmão — é uma atuação organizada pela mãe para corroborar a confusão filho-irmão e vômito-câncer. A mãe ''solicitaria'' ao filho que realizasse um sintoma ou um comportamento que enfatizasse sua semelhança com o irmão, permitindo-lhe assim reencontrar o morto cujo luto ela não fizera. O filho seria chamado a desempenhar um papel em que reencarna um personagem que a mãe tem necessidade de reencontrar. O espantoso é que o bebê consiga perceber a solicitação materna e atender a ela. Como um bebê poderia saber o papel que a mãe quer que ele desempenhe?

Outros casos semelhantes convenceram-me de que certas manipulações do corpo da criança pelos pais provocam regurgitações (também é preciso que o bebê apresente uma predisposição à regurgitação, o que é freqüente): a forma de segurá-lo (por exemplo, com o rosto voltado para baixo), de movimentá-lo (por exemplo, através de brincadeiras muito excitantes) ou mesmo uma forma de estimulação excessivamente intensa podem contribuir para produzir a regurgitação. A isso deve-se acrescentar o modo de alimentação do bebê, que pode provocar sobrecargas ou refluxos.

Há mães, por exemplo, tão temerosas de que o bebê enfraqueça, que o empanturram, sem respeitar seus sinais de fome. Desse modo, elas violam o ritmo da fome do bebê, o que pode provocar regurgitações.

A história da criança que regurgita bem no momento em que a mãe está relembrando os vômitos do irmão moribundo pareceu-me uma forma de comunicação: o bebê produz seu sintoma exatamente na hora em que a mãe o evoca no irmão. Com essa coincidência, o bebê não estará mostrando que é sensível à aflição da mãe e que se molda ao papel que ela lhe pede para desempenhar?

De maneira mais geral, não poderíamos considerar inúmeras manifestações (sintomas ou comportamento) dos bebês como resposta a uma expectativa inconsciente e ao estado emocional da mãe?

Os bebês, então, falam através de seu corpo? Se é assim, devemos imaginar que são sensíveis aos estados interiores da mãe e que uma comunicação recíproca se estabelece entre mãe e bebê. Precisamos agora verificar se isso é possível, e para tanto nos perguntaremos: o bebê é inteligente?

CAPÍTULO III

O BEBÊ É INTELIGENTE

Por onde passa a comunicação?

Vimos que o bebê é sensível a mensagens que lhe vêm da mãe e parece moldar-se a um papel que ela lhe indica. Essa comunicação nada tem a ver com magia: o bebê não compreende o discurso da mãe como um adulto o faria. Então, através de que meios se opera essa transmissão de sentido?

Minha hipótese é a seguinte: os detalhes das atuações da mãe e do bebê, mil vezes repetidos segundo a disposição regular e previsível das interações cotidianas, servirão como vocabulário na comunicação dos roteiros.

Mas, para que o bebê seja sensível às ''mensagens'' maternas, é preciso que se cumpram certas condições: em primeiro lugar, o bebê deve apegar-se à mãe e elegê-la sua parceira, de quem ele depende intimamente.

É preciso ainda que o bebê tenha uma certa inteligência: deve compreender que diferentes manifestações da mãe — sua voz, a expressão do seu rosto, seus gestos — formam um todo, pertencente à mesma pessoa.

É evidente que sabemos atribuir determinada voz, determinada mímica, determinado comportamento a uma só e mesma pessoa que nos é familiar. Será que um bebê de algumas semanas é capaz de ligar uma manifestação isolada (o som da voz, por exemplo) a um todo (uma pessoa)? Em outras palavras, um bebê é capaz de reconhecer sua mãe? Esta é uma condição indispensável, se desejamos provar que o bebê reage a todos os sinais provindos de sua mãe, da qual ele depende de maneira tão íntima. Vamos ver se ele é capaz de perceber sua mãe como um todo.

Além disso, é preciso que o bebê seja capaz de reconhecer uma certa coerência nas trocas com a mãe, o que permite que se familiarize com um estilo característico de trocas que se tornem previsíveis para ele. Essa previsibilidade é indispensável para que o bebê possa adaptar-se a um "código de conduta" familiar, possibilitando o estabelecimento de convenções que determinem as trocas. Os adultos também são sensíveis às convenções que regem as relações sociais: qualquer desvio com respeito a essa previsibilidade provoca um efeito de surpresa. Veremos que bebês muito novos já adquiriram essa capacidade de prever o desenrolar das trocas e que qualquer violação dessa regra os surpreende.

Finalmente, vamos ver que o bebê é sensível às mensagens emocionais da mãe, que sabe quando ela está apreensiva ou alegre, favorável ou contrária a suas atuações.

O bebê é uma pessoa

Até recentemente, não se atribuíam qualidades autenticamente psíquicas ao bebê; ele era considerado como um objeto de cuidados, receptáculo passivo da alimentação e das medidas pedagógicas que lhe eram impostas.

Os programas de televisão "Le bébé est une personne" [O bebê é uma pessoa] e "L'incroyable monsieur bébé" [O incrível sr. bebê] transmitiram uma nova imagem do bebê: ele é capaz de intenções, de discriminações, de apegos e evitações seletivos; é dotado de capacidades perceptivas complexas e é muito sensível à prescrição das interações que presidem a suas trocas com a mãe.

A psiquiatria do bebê desenvolveu-se muito desde essas descobertas, pois elas mostraram que a criança muito nova é ultra-sensível às trocas com seus parceiros.

A partir de então, deixou-se de considerar o bebê como uma planta, que basta ser bem cuidada, e ele tornou-se uma pessoa.

A escolha da mãe

Vimos que o recém-nascido muito cedo elege sua parceira, a mãe. Brazelton — pai dessas descobertas — freqüentemente faz às jovens mães a seguinte demonstração: no terceiro dia após o nascimento mostra primeiro que, girando a cabeça, o bebê segue um objeto colorido por 180 graus (segue do mesmo modo o som de uma sineta); depois ele pega o bebê, com uma mão sob a cabeça e outra sob as nádegas, e apresenta-o assim à mãe, pedindo que ela chame o bebê pelo nome, ao mesmo tempo que ele. Invariavelmente, depois de dois ou três chamados, o bebê volta a cabeça para a mãe! É como se já a tivesse reconhecido como sua mãe. Nunca vi, ao longo dessas demonstrações, uma mãe que não se ''derretesse'' ao tomar consciência de sua voz e da evidência da escolha do bebê.

Nos primeiros dias após o nascimento, o bebê também farejará por mais tempo um tampão embebido com leite de sua mãe do que um outro embebido com leite de vaca. Já aos dois meses, ele ficará olhando por mais tempo um desenho de rosto humano do que um outro que reúne, desordenadamente, todos os elementos (nariz, boca, olhos, etc.) que compõem o mesmo desenho.

O bebê, portanto, é equipado com os instrumentos perceptivos que lhe permitirão reconhecer o rosto humano, e alguns atributos que emanam de sua mãe. Isso facilitará seu apego preferencial à mãe, apego que se estabelecerá com base em gratificações que ela lhe ofereça e nas trocas que organizarão juntos.

A construção da imagem da mãe

O bebê sabe que a voz e o rosto de sua mãe fazem parte de uma mesma entidade? E como ele fará a ligação entre um cuidado que sua mãe lhe dispensa (a alimentação, por exemplo) e o apego à pessoa que é sua mãe?

Essas questões são importantes, pois podemos imaginar que, se essas sínteses não se fizerem, o bebê viverá num mundo fragmentado, constituído de atos e de experiências isoladas (essa fragmentação dá conta da singularidade do mundo dos autistas).

Não temos uma resposta para essas perguntas, pois a construção das representações mentais complexas depende de inúmeros fatores. Mas o que se pode demonstrar é a concordância que um bebê estabelece entre som e imagem. Tomemos o exemplo da concordância entre uma imagem filmada e o som que corresponde a ela: projetamos para um bebê de quatro meses dois filmes ao mesmo tempo, a uma distância de oito centímetros um do outro. Num filme mostra-se um rosto emitindo os sons que acompanham os gestos do jogo de "cuco" (diz-se "cuco, achou", tirando as mãos que cobriam o rosto). No outro filme, vê-se uma mão batendo um tambor ritmadamente.

Quando se mostram os dois filmes acompanhados de apenas uma gravação de som (a voz ou o tambor), o bebê escolhe com o olhar o filme em que imagem e som se combinam (o rosto quando ele ouve "cuco", o tambor quando ouve as batidas).

O bebê consegue, portanto, estabelecer a que imagem corresponde o som apropriado. Ele se dá conta da equivalência de dois estímulos provenientes de percepções diferentes. Chamamos a isso concordância transmodal.

Isso pode parecer óbvio! Mas, de fato, trata-se de um fenômeno extraordinário e muito difícil de ser explicado. Como o bebê sabe de início que há equivalência entre um som e uma imagem ou, mais exatamente, entre uma seqüência auditiva e uma seqüência visual?

Também não conhecemos a resposta a essa pergunta, mas sabemos o extraordinário potencial que representa essa capacidade de concordância ou de síntese para o desenvolvimento da inteligência e do psiquismo. É esse tipo de capacidade que irá facilitar as atividades de substituição: ouvindo a voz da mãe, o bebê "saberá" que esse som é uma parte da realidade que se chama mamãe. Uma parte poderá representar o todo!

Essa capacidade de síntese terá um papel na construção de imagens cada vez mais completas de sua mãe e de seu meio. O bebê saberá que a voz, o rosto, a carícia da mãe não são unidades separadas ou experiências isoladas. Ele terá a capacidade de construir uma imagem integrada de sua mãe, a partir de uma infinidade de manifestações em diferentes registros.

Além disso, essa capacidade favorece a comunicação tornando possível uma espécie de tradução — pelo bebê — dos comportamentos da mãe. Vamos imaginar que o bebê esteja excitado por uma brincadeira que está fazendo com a mãe e que exprima isso através de uma descarga súbita, agitando os braços e as pernas; a mãe, feliz por ver o prazer que está proporcionando ao bebê, reage por sua vez, mas *de um outro modo* que não a descarga gestual. Ela diz: "Ah, sim, meu bebê", enfatizando o "sim" e elevando o timbre da voz ao pronunciá-lo. Daniel Stern chamou isso de "concordância afetiva".

Para o observador exterior, não há dúvida: a curva ascendente da vocalise materna é uma resposta vocal simétrica à excitação motora do bebê. É como se ela reproduzisse, a seu modo, a agitação excitada do bebê. É um início de "conversa".

O bebê só pode "compreender" a equivalência entre a forma da exclamação da mãe e a de sua agitação motora na medida em que é capaz de estabelecer concordâncias transmodais. Ele liga o que ouviu (a voz da mãe) ao que agiu (sua agitação) do mesmo modo que, na experiência descrita acima, liga o que vê ao que ouve.

Por que essa capacidade de "tradução" pelo bebê é importante?

Porque ela lhe dá a possibilidade de saber-se compreendido pela mãe, mesmo que ela se exprima de um modo diferente dele. Ao ouvi-la dizer: "Ah, sim, meu bebê", com uma voz que se eleva como se elevou a excitação de seus movimentos, ele pode ter a prova de que a mãe compartilhou sua vivência, de que ele encontrou um aval num outro. Em outros termos, ele emerge da situação de solidão e sabe-se em comunhão. É o início da comunicação, as premissas de um diálogo que, mais tarde, será retomado pela linguagem, o meio mais evoluído de que dispomos para partilhar nossa experiência. (Há outros meios de compartilhar a experiência íntima: os atos de amor, a dança, a emoção compartilhada diante de uma obra de arte, etc., mas a palavra, quando é "plena", permite abranger os mais vastos campos da experiência subjetiva.)

O domínio da comunicação entre o bebê e sua mãe é um mistério fascinante: como o recém-nascido consegue fazer a mãe compreender suas necessidades e seus desejos? Inversamente, como a mãe consegue fazer o bebê entender suas exigências?

Em outros termos, o que faz com que a mãe e o bebê não caminhem, lado a lado, cada um encerrado em seu mundo de referências, de exigências, de imperativos, quando se sabe o quanto são diferentes o mundo de um adulto e o de um bebê? Podemos até nos perguntar como é possível estabelecer-se uma harmonia — por mais relativa que seja — entre a mãe e o filho, como quase sempre acontece. Especialistas chegaram a afirmar que o bebê era um autista, ou seja, um ser completamente fechado em si mesmo, incapaz de atentar para um parceiro, totalmente imerso no determinismo de seu mundo interno. (Algumas crianças nunca chegam a estabelecer uma comunicação com seus parceiros humanos, permanecendo sem linguagem ou sem diálogo: são os verdadeiros autistas.) Ora, se é verdade que um recém-nascido dorme cerca de vinte horas por dia e que parece agitado essencialmente por pulsões internas, constata-se que já de início se instalam momentos de abertura que permitem uma troca social — sim, social —, com instantes de atenção para o outro e de receptividade ao que emana do outro. O que torna possíveis, então, esses momentos de troca? O que faz do bebê um ser humano, um animal social?

E, mais fundamentalmente, o que permitirá gradualmente que o bebê perceba que ele tem desejos e necessidades, que emanam dele? Como ele poderá comunicar a urgência e a natureza desses desejos e necessidades a um outro, prevendo que esse outro será capaz de reconhecê-los, aceitá-los e depois satisfazê-los?

O que faz com que, gradualmente, o bebê passe a considerar-se como uma *pessoa*? Com que ele seja capaz de empregar o "eu" para dar conta disso e determinar um "você" com quem possa negociar suas demandas (uma aquisição de que o próprio autista não será capaz)?

A linguagem só se desenvolverá se o reconhecimento de seus desejos e da possibilidade de comunicá-los a um outro for realizado.

A sensibilidade às interações

Quando analisamos com precisão o que mães e bebês fazem juntos, podemos representar graficamente que há uma reciprocidade contínua entre as produções da mãe e as do bebê. Esses estudos são chamados microanálises, pois aplicam-se em captar interações ínfimas, durante alguns décimos de segundo.

Brazelton demonstrou que, normalmente, o bebê e a mãe adaptam-se um ao outro, seguindo juntos um ritmo de envolvimento recíproco, depois de retração: excitam-se mutuamente num jogo, seguindo uma curva ascendente, e depois se acalmam e, finalmente, tomam distância um do outro. Ao desenharmos esses ciclos, obtemos curvas ascendentes ou descendentes, em forma de ondas. Percebemos então que se instalou um ritmo e que, para cada par mãe-bebê, desenha-se uma forma característica e repetitiva de interação. É como se estivessem envolvidos numa dança, onde cada parceiro antecipasse os movimentos do outro, regulando-se por um ritmo compartilhado e pela previsibilidade oferecida pela música.

A demonstração do aspecto sistemático previsível dessa "dança interativa" impressionou muito os pesquisadores. Pensava-se até então que o bebê só fosse sensível à pressão de necessidades internas: a fome, a necessidade de dormir ou de ser trocado, etc. Ainda não se percebera que ele tinha necessidade de trocas, intenções de comunicação. Não se sabia que era sensível às trocas sociais. Brazelton conseguiu demonstrar que muito cedo se organiza uma estrutura da interação; como entre os adultos, as interações não são fruto do acaso, mas de um sistema compartilhado para o qual contribuem os dois protagonistas. Além disso, as atuações de cada um têm valor de mensagem: a mãe e o bebê parecem conseguir traduzir uma determinada atitude em termos de intenção; um determinado gesto torna-se ''ela quer brincar'', um outro ''está na hora de parar''. A interação torna-se comunicação.

De fato, é como se o bebê e a mãe tivessem estabelecido uma forma de convenção que regesse o que cada um espera do outro, o que é possível, o que é proibido; essa adaptação recíproca pode ser chamada ''sincronia interacional''.

Veremos que essas mensagens podem ser bem mais complexas ainda. O bebê será capaz de ler no conjunto das atitudes da mãe significados como: ''Devo me excitar para distraí-la'', ''Devo evitar tocá-la'', ''Ela não gosta que eu me afaste'', ''Ela proíbe que eu me solte''. As interações tornaram-se então códigos de comunicação que a mãe e o bebê decifram e que determinam suas atitudes.

Além disso, a previsibilidade dessas seqüências interativas é tal que o bebê reage assim que há uma mudança. Variações introduzidas pela mãe ampliarão o vocabulário dessa comunicação. Mas, quando a variação é muito brutal, ela acarreta uma violação da convenção estabelecida e o bebê reage com sentimento de abandono: é o que demonstra a experiência da expressão impassível. Pede-se à mãe que se sente diante do bebê e brinque normalmente com ele; depois, pede-se que deixe subitamente de fazer qualquer movimento e suspenda vocalização e mímicas. Ela se torna impassível. O bebê reage primeiro com surpresa, depois tenta fazer a mãe reagir;

depois de vinte segundos começa a se enervar, depois instala-se numa espécie de indiferença. Essa experiência mostrou o quanto o bebê é sensível à previsibilidade das trocas e que uma violação da convenção habitual leva à estupefação e ao sentimento de abandono.

Essas experiências confirmaram as descobertas de Brazelton: as interações são estruturadas; elas são portadoras de sentido, a mãe e o bebê as empregam como comunicação de seus estados e suas intenções.

Era importante colocar em evidência a existência dessa sistematização das interações, pois ela explica por que o bebê é tão sensível às mudanças que afetam a mãe. Qualquer variação da interação torna-se também uma mensagem, e os gestos, as vocalizações, as atitudes maternas são indícios nessa protocomunicação.

O bebê-contrato

Vimos acima que desde muito cedo os bebês são sensíveis às mensagens emitidas pela mãe, assim como à estrutura das interações. Parece que eles logo conseguem adaptar-se às restrições da troca, perceber as alternâncias de papéis e integrar-se num ritmo característico das seqüências interativas. Os estudos sobre a aquisição da linguagem sugeriram que o bebê é sensível até mesmo às regras que determinam a troca. Uma forma de convenção se estabelece entre cada mãe e filho quanto ao que é permitido, o que é proibido e o que é obrigatório. Chega-se então à definição de uma espécie de contrato: o bebê aprende quais são os termos que deve respeitar para manter a relação com sua mãe. Esse contrato impõe restrições, pois a cada momento o bebê tem necessidade da prova de satisfação da mãe em seu olhar, sua expressão, seu tom de voz. É como se ele fosse dotado de um radar: procura incessantemente decifrar no rosto da mãe o indício de que ela o adora e de que ele a satisfaz. E a busca dessa aprovação é tão forte que ele fica constantemente pressionado pelo desejo de perceber seus sinais.

A leitura do rosto materno

Experiências provaram que os bebês conseguem decifrar certas características do rosto, principalmente o valor emocional de determinadas mímicas. Por exemplo, com cinco meses uma criança pode estabelecer a correspondência entre uma mímica alegre e um tom de voz alegre, entre uma mímica triste e um tom de voz triste.

Ao longo do segundo semestre, o bebê torna-se particularmente atento à mímica da mãe, chegando até mesmo a orientar de maneira decisiva seu comportamento de acordo com essa mímica. Poderemos persuadir-nos disso fazendo a seguinte experiência: coloca-se o bebê sobre uma superfície coberta por um vidro espesso. Na extremidade dessa superfície oposta àquela onde está o bebê, acha-se um brinquedo atraente; infalivelmente o bebê começa a rastejar na direção do brinquedo. Mas, ao chegar ao meio do caminho, vê-se diante de um dilema: o chão, até então normal, é agora substituído por um declive que lhe dá a impressão de ter chegado a uma espécie de escarpa. De fato, não é nada disso, pois ele está sobre uma placa espessa de vidro e poderia muito bem transpor o espaço que o separa do brinquedo. No entanto ele percebe a mudança na configuração do chão, que lhe dá a impressão de ter chegado a um obstáculo não conhecido, e sua reação é típica: parece surpreso, como se estivesse diante de uma situação ambígua, mas ao mesmo tempo é atraído pelo brinquedo. A cada vez, volta-se para inspecionar o rosto da mãe, que permaneceu atrás dele. Essa inspeção é tão automática, que se apresenta como uma forma de reflexo: na ambigüidade e no embaraço, o radar ativou-se automaticamente e é evidente que o bebê espera ver no rosto da mãe *o que deve sentir e o que deve fazer*.

Nesse momento crucial, há duas possibilidades. Ou a mãe sorri e encoraja o bebê a prosseguir sua busca, simplesmente por meio de sua mímica (foi instruída a não falar nem fazer gestos); quando ela reage assim, o bebê parece tornar-se seguro e retoma seu caminho, transpondo alegremente o pseudo-obstáculo para alcançar o objeto que o atrai. Ou a mãe tem uma mímica de apreensão e medo (sobrancelhas franzidas, boca entreaberta com os cantos caídos), e o bebê, infalivelmente, faz meia-volta, renunciando à sua busca para voltar à segurança do contato materno.

O bebê, portanto, lê no rosto da mãe se deve sentir-se arrojado e valente, ou medroso e perdido. Ele harmoniza seu estado de espírito (arrebatamento ou medo) apenas com a mímica produzida por sua mãe. Esta é uma boa ilustração da função de espelho desempenhada pela mãe: o bebê "aprende" seu estado emocional lendo os sinais exteriores dele no rosto da mãe. Faz sua a emoção materna através de uma forma de interiorização que orientará seu próprio estado emocional, assim como sua ação: sua determinação ou o abandono de seu projeto dependerão da aprovação ou da apreensão da mãe.

A ressonância emocional

Imagine-se o alcance considerável desse fenômeno de ressonância emocional: em muitos momentos de seu dia, o bebê se verá na obrigação de interrogar desse modo o rosto da mãe, cada vez que se apresentar a ele uma situação ambígua ou nova. Ao vermos as gravações filmadas dessa bela experiência de Robert Emde, um americano que contribuiu muito para o conhecimento da comunicação emocional, não podemos deixar de nos impressionar pelo caráter automático da interrogação ao rosto materno e pela eficácia da comunicação assim transmitida. Damo-nos conta, então, do quanto o bebê está "voltado" para a mãe, reagindo com precisão a suas mensagens, que assumem valor de imposições: "Vá em frente!", ou então: "Cuidado."

Sabe-se que o bebê é essencialmente dependente de sua mãe. Mas o que não se sabia até recentemente é que essa dependência não concerne apenas à gratificação de necessidades como a fome, o conforto, o desejo de afeição; o bebê está ligado de modo dependente ao estado emocional de sua mãe, e vê-se obrigado a orientar seu próprio estado interior por ela.

Além disso, seu envolvimento no mundo, sua ação sobre o meio dependem também das comunicações que recebe da mãe. É o aspecto incontornável dessa dependência que me leva a dizer que o filho está *sob contrato*: ele não tem alternativa — salvo ser autista — e deverá orientar-se de acordo com as mensagens maternas, que são injunções e proibições, se quiser manter sua relação com a mãe e respeitar a convenção interacional que os une.

A psiquiatria do bebê por intermédio da mãe

Essa discussão sobre a ressonância emocional e a noção de contrato sugere as seguintes conclusões:

• O bebê é particularmente sensível às mensagens de sua mãe, especialmente às mensagens de tonalidade emocional. É por intermédio dessa sensibilidade que o estado emocional da mãe influencia a vida afetiva do bebê. A depressão materna, por exemplo, terá uma repercussão sobre o bebê.

Esse fato nos obriga a praticar a prevenção dos distúrbios psíquicos e seu tratamento *por intermédio da mãe*. Quando a criança é pequena, está em tal comunhão com a mãe que conseguiremos modificar *seus* estados emocionais ao tocar nos da mãe. Por isso, em meu trabalho de psiquiatra de bebês, "trato" dos bebês por intermédio de sua mãe.

• A sensibilidade do bebê às mensagens maternas é tal, que podemos realmente considerar que, em suas interações, a mãe e o bebê estão em contínuo estado de conversa.

O vocabulário dessa conversa não é feito apenas de palavras: é constituído pela mímica, pelas inflexões de voz, pelos gestos, pela aproximação e pelo afastamento. Esse vocabulário é muito mais rico do que se imaginava à primeira vista, porque se articula em conjuntos: é a simultaneidade dos elementos citados acima (mímica, voz, gestos, etc.) que se torna um "significante", ou seja, uma configuração sensível que remete a um sentido, como na linguagem uma palavra remete, por convenção, a um conteúdo de sentido.

Nesse conjunto, é preciso considerar ainda um parâmetro crucial: o desenrolar no tempo. É o aspecto seqüencial previsível que dá ao evento mímica-voz-gestos seu valor de significado. Quando essa mímica materna sobrevier após uma atitude do bebê, ele considerará o encadeamento como uma relação de causa e efeito.

É mediante essas mensagens, veiculadas por atuações, que se transmitem *conteúdos psicológicos*. Por suas atitudes, a mãe *diz* ao bebê o que espera dele, o que ele pode ou não pode fazer, o que causa prazer ou desprazer.

Interiorizando essas mensagens maternas o bebê aprenderá o que ele pode compartilhar com a mãe e o que lhe é proibido compartilhar com ela, obrigando-o à solidão da incomunicabilidade. É a partir dessa representação interna que ele desenvolverá sua imagem de si mesmo, contribuindo para a emergência de sua pessoa: "Eis quem eu sou!"

O bebê só não existe

Seguindo esse raciocínio, chegaremos necessariamente à conclusão de que só se pode compreender um bebê nos detalhes de suas relações com sua mãe. "Um bebê só não existe", dizia um célebre psicanalista inglês, Donald Winnicott.

As felicidades e infelicidades do bebê só podem ser compreendidas interrogando-se simultaneamente a mãe e o filho, como faço em minhas consultas conjuntas.

Para chegar a isso, é preciso realizar uma observação do que acontece entre os dois (os detalhes da interação) e uma escuta dos temas revelados pelo discurso da mãe.

É a coincidência entre o que se vê e o que se diz que determina a forma e o conteúdo dos roteiros interativos que descrevi acima. Por isso o uso do vídeo é tão importante em minhas pesquisas; é preciso que eu veja e reveja as seqüências interativas para definir o encadeamento entre o tema de fantasia da mãe e sua atuação no nível das trocas interativas. É preciso que eu possa identificar o tema que preocupa a mãe (por exemplo, "minha filha é agressiva") e a interação que o corrobora ("você me arranhou..., não arranhe!").

CAPÍTULO IV
OS ROTEIROS MÃE-FILHO

Os estados de espírito da mãe determinam a interação

Vejamos agora como os estados de espírito de Évelyne puderam influenciar as trocas com Marie.

Por volta do meio do nosso primeiro encontro, a queixa de Évelyne Martin deslocara-se de sua filha para dirigir-se à mãe; ela não via a mãe suficientemente, e quando a via era obrigada a compartilhá-la com outras pessoas. Suas queixas tornam-se prementes, sente-se abandonada e privada de afeto.

Enquanto ela revela essa reivindicação de amor, Marie, encarapitada em seu colo, deixa a bota cair no chão; resmunga, pedindo à mãe que a pegue. Évelyne recusa, secamente. Com isso, Marie aproxima a mão para tocar o rosto da mãe, e esta reage imediatamente: "Você quase me arranhou; senti as unhas." E acrescenta: "Ela quase nunca me faz carinho... às vezes, quando a gente faz carinho, tem vontade de também receber de volta..., não arranhe..., faça carinho na mamãe." Depois Marie dá sinal de que quer descer do colo da mãe, e esta a coloca no chão. O distanciamento termina esta seqüência.

Vejamos agora como se pode decifrar esta cena e ligar o estado de espírito da mãe à interação que determina o sintoma principal: o arranhar (isto é, a agressão que provoca a queixa inicial).

Em primeiro lugar, qual é o motivo central que move a mãe? Qual é o tema principal que define sua relação com sua filha e com sua mãe? É a reivindicação de amor, o sentimento de estar privada de sua mãe. Esse tema constitui o fio vermelho do roteiro, ele determina a tonalidade da cena. *Tudo* o que vai acontecer será orientado por essa demanda de amor. Esse enfoque de uma problemática central coloca-nos na mesma situação de quando assistimos a um filme e prevemos seu desenvolvimento a cada etapa, de acordo com os indícios semeados pelo autor já nas primeiras cenas.

É exatamente enquanto Évelyne evoca — com dor — a falta de atenção da mãe, que Marie vem exigir atenção de sua mãe: deixa cair a bota (de propósito?) e resmunga, pedindo à mãe que a ajude a recuperar o objeto..., e a mãe recusa o contato!

Évelyne Martin estaria censurando Marie que, por sua solicitação, a substitui exatamente no momento em que ela afirma *sua* própria reivindicação de atenção? Ela desejaria uma atenção sem misturas por parte de sua mãe; espera-a agora de mim e não suporta a intervenção de Marie entre nós, assim como não suporta a presença incômoda de terceiros quando teria vontade de estar sozinha com a mãe.

A recusa de responder à solicitação de Marie é ditada pela reivindicação de receber toda a minha atenção; agora sou considerado como o equivalente da mãe, de quem se espera tudo.

A interrupção imposta pela reivindicação intempestiva de Marie provocará uma intensificação da demanda de amor, que novamente é transferida, desta vez da mãe — que frustrou sua expectativa no passado — para Marie no presente. Évelyne acusa-a de não dar carinho (mas nós sabemos que neste momento Marie é utilizada como dublê; sua falta de manifestações afetuosas só é sentida em função da lembrança de uma antiga expectativa frustrada).

Tomada por sua própria demanda de amor, Évelyne vai "frustrar" Marie, reproduzindo — sem querer — a cena central: uma mãe ignora o pedido da filha.

É a realização, em suas trocas, dessa atitude de rejeição que opera a passagem do roteiro passado ("minha mãe me rejeitou no passado") à sua atualização com Marie, no presente. Um roteiro interno, privado, torna-se público.

Chegamos então ao ponto crucial, à virada, que faz um drama subjetivo, interior, da mãe se transformar numa troca atuada a dois: Marie leva a mão ao rosto da mãe, introduzindo a cena do arranhar: "Você está arranhando..., não arranhe", depois a mãe afasta o rosto.

É provável que Marie tenha se sentido ignorada quando pediu à mãe para pegar a bota, e tentou uma solicitação mais insistente, procurando o contato corporal direto de modo mais intenso, sentido por Évelyne como agressivo.

E a prontidão com que Évelyne qualificou esse ato como agressivo sugere que ela previra as represálias da criança.

Como esse tipo de encadeamento ocorreu várias vezes, considerei-o como um roteiro-tipo. Podemos decodificá-lo assim: evocação da demanda de amor de Évelyne, solicitação de Marie, insistência agressiva de Marie, denúncia da violência da criança, afastamento de Marie.

Dado o caráter repetitivo dessas seqüências, podemos considerar que há indução recíproca, como se as duas parceiras tivessem se entendido quanto ao objetivo comum que procuravam alcançar. Marie está "sob contrato", obrigada a desempenhar seu papel: deve frustrar sua mãe de afeição, deve machucá-la.

Os objetivos do roteiro

Essa formulação parece perfeitamente ilógica: por que uma mãe que ama tanto, como Évelyne, quereria induzir a filha a decepcioná-la e a feri-la? Se espera tanto amor dela, por que a impeliria justamente a realizar o contrário?

Que curioso contrato esse, cujos termos seriam desfavoráveis aos interesses de seu autor!

Antes de tentar explicar esse paradoxo, essa armadilha na qual nos enredamos, não deveremos evocar a possibilidade de que esse tipo de paradoxo presida a todas as relações humanas? A vida de casal não é muitas vezes feita de mal-entendidos semelhantes? Não vemos freqüentemente casais cujo acordo se baseia na disputa e cuja união se alimenta da troca de acusações?

Nós provocamos o outro a tornar-se instrumento de nossa infelicidade segundo um mecanismo infernal, tão eficaz quanto difundido. Mas será possível, de fato, que designemos nossos filhos, desde a mais tenra idade, a nos castigar? Por que Évelyne incitaria Marie a arranhá-la?

A criança-tela

O bebê não é capaz de justificar-se através do uso das palavras. Ele não pode responder: "Mas eu não queria arranhar você; eu só estava tentando chamar a sua atenção, porque não agüentava mais você ficar falando com esse homem." Seu comportamento pode ser interpretado de maneira múltipla. Podemos ler nele o que realmente queria expressar, mas também intenções que queiramos lhe atribuir. Conforme seu humor, a mãe pode ler um gesto do bebê como uma solicitação de contato ou como um sinal de agressão.

O bebê presta-se bem mais do que a criança dotada da palavra ao papel de tela, na qual os que estão à sua volta projetarão intenções diversas.

Temos uma tendência natural a atribuir ao outro intenções que nos são próprias, mas cuja propriedade não reconhecemos porque nos incomodam. É sempre no outro que vemos — caricatamente — um traço de que não gostamos em nós mesmos. Entre pais e bebê, essas atribuições de intenções avançam rapidamente; geralmente, conferem-se ao bebê todos os tipos de qualidades ideais que ele não tem possibilidade de provar. A menor de suas produções é qualificada como prodígio; ao dizer suas primeiras palavras já se transforma num orador!

Mas, do mesmo modo, podem-se atribuir a ele intenções maquiavélicas. Seus gritos tornam-se decretos tirânicos, sua recusa a mamar uma intenção de desafio, sua autonomia nascente uma provocação insuportável.

Os pais revestem, assim, cada manifestação da criança de significados complexos. E essas atribuições de sentido trazem sempre a marca de intenções ocultas, inconscientes dos pais.

A natureza nos fez de modo a só podermos compreender nossos filhos através do prisma de nossa própria inclinação. É por esse processo de atribuição, aliás, que fazemos do estranho que é o recém-nascido um ser que se torna familiar.

De onde provém o arranhão?

Num primeiro momento, Évelyne nos conduzira da agressividade de Marie à vara de bater tapetes de sua mãe. Estava reencontrando a mãe por intermédio dos gestos brutos da filha.

Mas, se ela tanto insistia na violência daqueles gestos que pareciam bastante inocentes a mim, enquanto observador, é porque devia ter necessidade dessa prova.

Lembrei-me então de outra prova: aos treze anos, Évelyne dera um tapa em sua mãe; ela evocaria com emoção a marca persistente de seus dedos no rosto materno. Sua culpa ainda estava bem viva. Uma filha que levanta a mão para a mãe parecia-lhe movida por uma audácia imperdoável.

Sua queixa repetida das violências de Marie não era uma maneira de deslocar sua antiga responsabilidade? Marie não se tornara a tela na qual ela estava projetando sua violência de outrora? E a marca dos dedos no rosto da mãe não deveria agora aparecer no seu, graças aos arranhões de Marie?

Évelyne não estava agora pedindo a Marie que lhe marcasse o rosto, para que ela pudesse sofrer, por sua vez, os excessos de sua filha? Não estava exigindo que Marie se tornasse seu carrasco, para que ela mesma pudesse apagar a marca de seus dedos do rosto de sua mãe?

Operou-se uma inversão de papéis: Évelyne colocou-se no lugar de sua mãe e espera que Marie desempenhe seu papel de filha revoltada.

É a esse preço que Évelyne poderia ter esperança de apagar a marca de sua falta antiga: deve sofrer através de sua filha para fazer-se perdoar por sua mãe.

Um roteiro de três partes

O roteiro, portanto, tem objetivos múltiplos. É preciso que Marie arranhe a mãe para que esta possa apagar sua culpa. Mas, ao mesmo tempo, é preciso que haja essa troca de brigas para que Évelyne possa reencontrar a familiaridade de suas trocas com a mãe. E tudo isso é determinado por minha presença: Évelyne ignora a solicitação de Marie para manter minha atenção exclusiva e para me ter como testemunha de seu sofrimento.

De fato, essas três partes não esgotam — nem de longe — a interpretação desse roteiro. Outras determinantes mais escondidas só emergiram mais tarde. Mas, num primeiro momento, essa decifração foi suficiente para modificar a situação. O papel do pai apareceu mais tarde; veremos adiante qual foi sua contribuição.

CAPÍTULO V

AS RELAÇÕES, OBJETOS DE CIÊNCIA?

Os psiquiatras são os mal-amados da medicina? A pergunta é procedente, pois muitos de nossos colegas da faculdade nos menosprezam ou nos vêem com suspeita.

Em primeiro lugar, eles têm dúvida de que o objeto da psiquiatria — a disfunção psíquica — possa de fato ser submetido a uma investigação científica segundo os cânones tradicionais. Como é possível medir as emoções? Como é possível demonstrar o efeito de pensamentos sobre o comportamento? E, principalmente, os fenômenos psíquicos não podendo ser ligados a causas físicas, estaríamos fora do território próprio da medicina.

O curso de medicina começa pelo estudo das ciências exatas, como a física e a química. Essa impressão inaugural marcará profundamente a trajetória intelectual e as atitudes do futuro médico. Seu ideal será orientado por uma preocupação constante de exatidão científica e por uma busca rigorosa de provas e de causas; multidões de testes quantitativos e de exames fornecerão os indícios materiais dessas relações de causa e efeito.

Depois, o primeiro "paciente" do futuro médico será o cadáver da sala de dissecação. Ainda aí tratar-se-á de observações materiais apoiadas por constatações perceptíveis. O contato com o cadáver leva necessariamente a uma reação de distanciamento e de frieza emocional.

O estudante de medicina deve adquirir antes esse procedimento científico, em que a busca de sinais objetivos exclui o recurso a qualquer sentimento subjetivo. Só num segundo momento irá tomar contato com o que chamamos a "clínica", ou seja, o encontro com pacientes, semelhantes que apresentem um sofrimento.

Essa orientação dos estudos de medicina contribui para fazer de muitos médicos adversários, freqüentemente ferrenhos, de tudo o que ultrapassa os limites estritos do exame físico, das provas materiais e de uma metodologia de objetivação. Eles reprovam a psiquiatria por tomar como objeto o estado emocional dos pacientes e por empregar como método a subjetividade do psiquiatra.

Além disso, não têm nenhuma confiança na eficácia dos cuidados psiquiátricos. Como esperar, dizem, que um tratamento opere alguma mudança se ele se baseia exclusivamente no estabelecimento de uma relação íntima e numa troca verbal? Como transformar um sintoma sem tocar na disposição do organismo? Como eliminar uma manifestação visível (um comportamento aberrante, por exemplo) sem afetar fisicamente seu portador?

É preciso reconhecer que essas críticas não são desprovidas de fundamento. Por outro lado, uma grande parte da população pensa exatamente a mesma coisa, e muitas pessoas se entrincheiram por trás desse tipo de raciocínio quando deveriam admitir que seu sofrimento psíquico merece os cuidados de um psiquiatra.

O psiquiatra sente-se médico, certamente, pois é antes de tudo um terapeuta; mantém-se sempre atento às possíveis causas orgânicas dos distúrbios psíquicos e dispõe-se a utilizar remédios sempre que necessário. O cunho médico também marca o procedimento de suas pesquisas, na sua preocupação com chegar à verdade, na busca das "causas". Na psiquiatria do bebê, a cultura médica é particularmente útil, uma vez que tantos fatores biológicos influenciam o comportamento da criança pequena.

Mas, ao mesmo tempo, o psiquiatra deve estar atento aos fenômenos que não podem ser reduzidos a um substrato orgânico e cuja representação objetiva é difícil.

Além disso, o instrumento principal de investigação e de terapia do psiquiatra é seu próprio funcionamento psíquico, sua empatia, sua capacidade de se identificar com o paciente e o domínio sobre suas próprias reações inconscientes, o que chamamos de contratransferência. Ele precisa ser capaz de recolher as impressões produzidas nele por seu paciente, utilizá-las como uma informação e controlar a vontade que poderia ter de reagir, na prática, às emoções que todo paciente — infalivelmente — produz em seu psiquiatra.

Como o psiquiatra pode conciliar o uso que faz cientemente de sua subjetividade como instrumento de trabalho com a disciplina científica que lhe foi inculcada?

Pessoalmente, sempre fui sensível a esse hiato que separa os psiquiatras dos "verdadeiros" médicos, e temo que a deriva que leva certos psiquiatras a uma renegação militante de seu pertencimento à medicina acarrete um esfacelamento da psiquiatria: de um lado, haveria os psiquiatras "duros", reivindicando uma filiação científica e se aquartelando no estudo da bioquímica do cérebro; do outro, os psiquiatras "moles", os que abandonam sua identidade médica por julgarem que ela é inconciliável com seu engajamento psicossocial. Ou eles se pretendem "puros" psicoterapeutas, preocupados exclusivamente com seu engajamento intersubjetivo com os pacientes (como na psicanálise), recusando o emprego de remédios, renegando a noção de doença mental e temendo, acima de tudo, a objetivação. Ou consideram a prática da psiquiatria sob um ângulo social, e seu engajamento se orienta essencialmente para a organização da reabilitação de seus pacientes através de medidas que atinjam seu meio (familiar, profissional, até mesmo político).

Quanto a mim, estou convencido de que há mais vantagens do que inconvenientes em manter a psiquiatria dentro do quadro conceitual e prático da medicina. Isso não exclui a abertura para a dimensão psicossocial, evitando exageros ideológicos, seja na direção de um subjetivismo exagerado (como alguns discípulos de Lacan), seja na direção do engajamento sócio-político militante (como na antipsiquiatria radical).

Agora que apresentei meu credo profissional, voltarei à minha própria prática.

Fantasias subjetivas — interações objetivas

É claro que só é possível dar conta cientificamente dos estados subjetivos de modo aproximado; a sutileza dos estados emocionais e — principalmente — dos vínculos frágeis entre lembranças, emoções e imagens mentais só aparece de maneira plena, provavelmente, em situações privilegiadas (a relação amorosa, a situação psicanalítica, a representação teatral ou de balé) e por meios particulares (a música, a literatura poética, o diálogo íntimo). Além disso, a psicanálise notou o fato de que a parte mais importante da subjetividade está imersa no inconsciente.

Este não pode ser visto nem medido. Ele só se revela através de intermediários: os sonhos, as fantasias, certas atuações. É só na situação analítica, em momentos fecundos em que a interpretação do analista entra em consonância com o inconsciente, que seus contornos se desenham aproximadamente.

Sendo assim, não seria um contra-senso tentar a objetivação científica dos movimentos psíquicos?

Para a maioria dos psicanalistas, trata-se de uma impossibilidade insuperável. É ilusório procurar captar objetivamente os conteúdos inconscientes.

Os motivos das pesquisas sobre a interação mãe-bebê

Na situação de psicoterapia mãe-bebê, pode-se colocar a questão de maneira diferente. Se considerarmos — como eu proponho — que os conflitos e fantasias inconscientes da mãe têm um impacto organizador sobre a interação com o bebê, não seria possível estudar "objetivamente" essas interações (que são atuações recíprocas visíveis) e considerá-las em sua interdependência? Não seria possível verificar a hipótese de que os conteúdos psíquicos da mãe determinam a interação com o bebê, estabelecendo correlações entre os progressos subjetivos da mãe ao longo das psicoterapias e as modificações correspondentes no nível das interações mãe-bebê?

Se os conteúdos psíquicos fogem ao estudo científico direto, os comportamentos interativos são, sim, do domínio do sensível, portanto da observação.

E, a não ser que se sustente que não há nenhum vínculo de causalidade entre os conteúdos psíquicos e o comportamento, temos razões para afirmar que a mudanças subjetivas corresponderão modificações dos comportamentos.

Foi baseado nessa certeza que empreendi pesquisas sobre as interações durante psicoterapias.

Psicoterapias para quem: para a criança ou para os pais?

Sou ao mesmo tempo psiquiatra e psicanalista. Como chefe de um departamento universitário de psiquiatria infantil, onde devem ser ensinadas todas as abordagens terapêuticas aplicáveis a crianças com distúrbios, vi-me diante da seguinte dificuldade: que forma de terapia deve-se praticar quando as causas do problema se dividem entre o paciente designado (a criança) e outras pessoas (os pais)? De fato, conforme pudemos constatar no caso de Marie, e de acordo com o que todos os psiquiatras de crianças verificam em sua prática, embora a criança seja portadora dos sintomas, freqüentemente é nos pais que se detecta o mecanismo que terá maior influência para que se obtenha uma melhora. Isso não quer dizer que os pais sejam *a causa* única do problema; a criança (e os acontecimentos) também contribui para ele. Mas muitas vezes constata-se que são conflitos, angústias, fantasias dos pais que desencadearam, e mantêm, o sintoma.

Na verdade, é preciso abandonar a esperança de encontrar uma causa única. Também não será possível identificar um agente patogênico isolado, responsável pelo mal. Como no domínio da imunologia, deve-se pensar em termos de circuitos e de sistemas. Uma causa só age se ela corresponde a uma vulnerabilidade do sujeito: um circuito se estabelece entre as causas e as características do sujeito. Uma determinada problemática dos pais só provocará a eclosão de sintomas na criança se seu terreno (biopsicológico) for receptivo a essa influência. E uma determinada característica da criança só provocará um descarrilamento do diálogo com os pais se ela desestabilizar seus meios de defesa.

A existência ou não de doença não dependerá de fatores isolados, mas da resultante de seu encontro nas trocas pais-filho.

Portanto, é exatamente da interação entre pais e filho que deveremos "tratar" em primeiro lugar.

A partir dessa constatação, podemos imaginar vários modelos. Alguns tratam de toda a família, rigorosamente: são as chamadas terapias "sistêmicas" ou terapias familiares.

Muitas vezes, porém, os pais que nos trazem uma criança "com problemas" não estão preparados para serem considerados como pacientes, ou não concordam com isso. Com freqüência há pais que me dizem: "Viemos por causa dos problemas do nosso filho, e o senhor quer nos colocar em psicanálise!" É preciso respeitar essas resistências, que muitas vezes revelam uma fragilidade real ou um temor excessivo de se questionar.

O que se pode fazer, então, é primeiro uma série de consultas com os pais, depois outra com a criança, que permitam, sem colocar em questão todo o equilíbrio dos pais, identificar alguns mal-entendidos e descarrilamentos que estejam parasitando a inter-relação. Essas abordagens, relativamente breves, podem ser bem toleradas e possibilitar uma reorganização da relação. Se os sintomas da criança não cederem, será proposta uma terapia de maior duração.

No domínio da psiquiatria do bebê, a situação é peculiar; mesmo sendo o bebê quem "carrega" os sintomas, é sempre a inter-relação que deverá ser tratada, pois o bebê sozinho não pode tornar-se um parceiro em terapia; também, na maioria dos casos, as mudanças psicoterapêuticas dos pais acarretam rapidamente uma mudança da interação e, simultaneamente, uma melhora do filho. Nessa abordagem "apostamos" em que é a interação que é patológica e que é o objeto das intervenções terapêuticas. Como vimos que os conflitos e fantasias da mãe determinam os roteiros interativos (patológicos ou não), é à mãe que dirigiremos as interpretações. Essas interpretações visarão os conflitos, fantasias e angústias ligadas a seu status de mãe, à sua relação com a criança e ao dinamismo da interação patológica (portanto, aos sintomas da criança).

O papel da criança na terapia

Se o psiquismo da mãe determina roteiros interativos patológicos, poderíamos dizer que basta considerar a *ela* como paciente e limitar o tratamento a *seus* problemas. Ora, o tratamento de uma mãe sozinha e o de uma mãe com seu bebê são completamente diferentes. A experiência mostra que a presença do bebê tem um papel essencial. Durante as sessões, o bebê solicitará a mãe por suas atitudes e atuações. Ele se tornará, assim, um mobilizador poderoso das emoções e dos pensamentos da mãe.

Esta última reagirá às manifestações do bebê com comentários reveladores, ligando-os necessariamente a seus próprios problemas. Reagirá também com atitudes e gestos que tentaremos ligar a seu discurso. A criança desempenha então um importante papel de revelador ou de catalisador. Sem sua presença, estaríamos privados de uma contribuição indispensável e perderíamos todo o poder revelador das interações.

Assistiremos ao desenrolar de uma interação que ligaremos imediatamente ao que a mãe revela (verbalmente e em suas reações) de si mesma, de seu passado, de sua relação com o bebê. Perceberemos como as atuações do bebê podem ser a materialização da fantasia que a mãe acaba de enunciar.

Essa conjugação entre o que acontece (a interação) e o que é dito (o relato verbal) constitui o objeto da pesquisa e do tratamento. Essa abordagem bifocal é original da psicoterapia mãe-bebê. Ela permite que se imagine como conteúdos psíquicos maternos se increvem no nível de comportamentos interativos; também permite que se verifique minha hipótese básica: a sintomatologia interativa é modificável em correlação com as transformações intrapsíquicas da mãe.

O papel do pai

Voltarei mais adiante ao lugar do pai na economia da relação pais-filho. Por enquanto — nesta descrição sumária das minhas terapias — farei apenas um comentário. Na grande maioria dos casos, é a mãe que pede a consulta e é ela que se sente mais envolvida.

Se a mãe pede a consulta é porque, geralmente, ela percebe, mesmo que inconscientemente, que sua angústia está em questão, e que por trás da queixa a respeito do filho esconde-se uma outra queixa ligada à sua própria história. A prova disso é que, durante as primeiras sessões, ela quase sempre opera a mudança de rumo que a faz reportar a apreensão quanto à criança a outros conflitos de sua história. Como vimos com Évelyne Martin, por trás da criança perfilava-se o fantasma de sua própria mãe.

Na maioria das vezes, a mãe engaja-se num processo de descoberta onde se dá o status de paciente. Acho que, se é a mãe que solicita a consulta, ela tem direito a essa trajetória pessoal, ao sigilo garantido e à instauração de uma relação privilegiada.

Fazer o marido vir logo de início acarretaria outra dinâmica e talvez não permitisse o advento de descobertas como as que ocorrem nas terapias mãe-bebê. Aliás, na psicoterapia clássica não se teria a idéia de, necessariamente, pedir ao cônjuge que participasse no tratamento.

Todavia, em certos casos os pais pedem para vir a dois, e isso pode resultar em terapias igualmente produtivas.

Exemplo de um estudo científico

Como poderíamos demonstrar "objetivamente" a ligação entre as modificações psíquicas que uma mãe descobre ao longo de uma terapia e as mudanças que isso acarreta nas interações?

Eu e um colega americano, Daniel Stern, aplicamos um método de microanálise às interações que eu havia gravado durante uma psicoterapia breve mãe-bebê[1]. Esse trabalho não é dos mais simples. Trata-se de examinar cinco gravações em vídeo de uma hora, de determinar os comportamentos interativos que desejamos objetivar e depois fazer um balanço deles. É preciso ainda estabelecer as correlações entre as solicitações da criança e as respostas da mãe, e vice-versa. Enfim, é preciso distribuir a incidência dessas interações segundo o tempo, para comparar as interações do início com as do final do tratamento. É um verdadeiro trabalho de beneditino, no qual — felizmente — alguns alunos tiveram a boa-vontade de colaborar.

O caso em questão apresentava uma problemática muito semelhante à de Évelyne e Marie Martin.

Uma jovem mãe queixava-se das violências de Sébastien, com dez meses de idade, dizendo que ele não lhe dava afeição e se recusava a ser carregado. A apreensão da mãe era tão intensa que ela consultara o pediatra várias vezes por mês, seja por insônia, seja por episódios

---

1. B. Cramer, D. Stern, "Evaluation of Changes in Mother-Infant Brief Psychotherapy: A Single Case Study", in *Infant Mental Health Journal*, vol. 9, nº 1, primavera 1988.

de crise e dores, e nunca fora identificada qualquer causa orgânica.

Já na primeira entrevista, a mãe descreveu Sébastien como um monstrinho, acusando-o de ter prazer em machucá-la. Essa atribuição de violências materializou-se diante de meus olhos: enquanto ela se queixava das dores que ele lhe causara durante a gravidez e o parto, Sébastien começou a se balançar, batendo fortemente com a cabeça no peito da mãe. Eu estava espantado com a coincidência entre o enunciado materno ("Ele quer me machucar") e sua realização na interação. Não podia deixar de imaginar que a mãe se beneficiava em confirmar assim, diante de mim, que era vítima de um bebê destruidor. Supunha que deveria haver uma indução sutil daquelas interações dolorosas para ela, mas não percebia seu mecanismo. Quanto mais avançávamos, mais eu me convencia de que Sébastien era obrigado "por contrato" a ser o carrasco de sua mãe.

A seqüência forneceu-me os fundamentos daquele roteiro (que poderíamos chamar de sadomasoquista) e o estudo microanalítico revelou o mecanismo de sua constituição na interação.

O roteiro central

Fiquei muito impressionado — mais uma vez — com o paralelismo entre os problemas psíquicos daquela mãe e o modo característico das trocas entre ela e Sébastien. Seus problemas articulavam-se com sua história, feita de múltiplas doenças e hospitalizações. Gradualmente ela desenvolvera uma imagem de si mesma marcada por um sentimento de grande vulnerabilidade corporal e considerava-se constantemente em perigo, temendo ser ferida ou lesada. Ao longo de suas numerosas doenças — que começaram quando era bebê —, várias vezes acreditaram que estivesse à beira da morte, toda a sua infância fora marcada por operações e dores corporais. Um destino de sofrimento parecia ser sua sina; e agora suas afecções corporais passadas reatualizavam-se por intermédio de Sébastien: ele lhe causara problemas durante a gravidez, provocara uma cesariana, arrancara sua perfusão ao nascer, machucava-a ao mamar, depois batia nela, etc.

A litania dos sofrimentos parecia inesgotável, inevitável, e era de se esperar que Sébastien estivesse preso de maneira irreversível no papel de carrasco, como se devesse perpetuar uma tradição de sofrimento.

As interações, é claro, corroboravam esse prenúncio; parecia inevitável que tudo concorresse para o advento de trocas dolorosas para a mãe.

O roteiro central é, portanto, uma violência causando a dor, infligida ao corpo da mãe por um outro; no passado cabia aos cirurgiões violentar seu corpo; a partir de agora Sébastien encarregava-se disso. A angústia de um ataque corporal era tal que a mãe não suportava mais as relações sexuais desde o nascimento de Sébastien.

O conteúdo da terapia

Vários temas foram abordados:

— a mãe atribuía uma intenção de violência a Sébastien assim como aos que a haviam feito sofrer em sua infância;

— simultaneamente, incitava Sébastien a ser hiperativo de uma maneira brutal, para que ele a tirasse de seu estado de passividade e de torpor, pelo qual seu pai deve tê-la repreendido ao longo de toda a sua infância;

— finalmente, devia projetar sobre Sébastien a violência cheia de ódio que não conseguia conter em si mesma, e que tinha como objeto seus pais.

O efeito essencial da terapia foi permitir que ela descontaminasse a relação presente de uma violência que pertencia ao passado. Assim, passou a ver Sébastien com outros olhos, sem a projeção de violência que a fazia temer qualquer contato corporal com ele.

Ela também conseguiu tolerar melhor sua passividade depressiva, o que lhe permitiu descontrair-se e desistir de fazer de Sébastien aquele que deveria "despertá-la" com sua hiperatividade.

Ao mesmo tempo, o aspecto agressivo das interações se corrigiu. Na quarta sessão, Sébastien chegou até a adormecer nos braços da mãe, para grande surpresa dela.

As mudanças interativas

Será que poderíamos expressar essas mudanças de maneira quantitativa?

Para isso, estudamos as respostas da mãe aos atos agressivos de Sébastien: ao longo do tratamento, ela se tornou muito mais sensível a esses gestos de agressão; de fato, sua capacidade de reagir aumentou de maneira espetacular, pois passou de 0% para 75%. Essa capacidade de reação era constituída, por outro lado, por uma interação particular: ao passo que no início a mãe tentava ignorar as "agressões" de Sébastien, ao longo das sessões passou a responder a elas, transformando-as numa espécie de jogo. Parecia ter compreendido que se tratava de solicitações e de comunicações às quais devia responder.

Estudando os detalhes dessas reações, descobrimos que o que estava aumentando era a capacidade da mãe para transformar as agressões em comunicações positivas; durante o mesmo período, suas reações de evitação ou de rejeição diminuíram de maneira igualmente espetacular (de 70% das interações no início para 3% das interações no final do tratamento).

O que aconteceu? Foi a atribuição de agressão à criança que se modificou. A mãe conseguiu relegar a seu passado a experiência de violência e — a partir de então — passou a interpretar as "agressões" de Sébastien não mais como intenções de violência, mas como desejos de contato. Suas atitudes — e portanto a interação — transformaram-se: se antes evitava as "tomadas de contato" e não mostrava sensibilidade ao que podemos chamar de "apelos" de Sébastien, agora podia considerá-los como um modo de comunicação. Com isso, a atmosfera das trocas modificara-se profundamente.

Essa transformação manifestou-se em outros níveis: no início, Sébastien passava 25% do tempo no colo da mãe; ao final, esse tipo de contato intensificou-se para até 76% do tempo. Do mesmo modo, enquanto no início a criança e a mãe nunca se colocavam em posição "frente a frente", esse modo de contato foi multiplicado por oito ao longo do tratamento.

Assistimos também a um aumento substancial das trocas de afeição e dos momentos de concordância afetiva, ou seja, trocas que demonstram uma compreensão recíproca.

O estudo quantitativo permitiu verificar que as mudanças psíquicas da mãe provocaram as mudanças nas relações mãe-bebê. Além do mais, essa microanálise ajudou a compreender o sintoma: a agressividade e agitação de Sébastien. Vimos que, no início, a mãe só reagia às agressões de Sébastien através de atitudes de evitação. Podemos dizer que se tratava de uma ruptura de reciprocidade: a mãe privava o menino de respostas e de atenção porque o julgava agressivo.

Ao conseguir modificar sua interpretação do comportamento de Sébastien, ela passou a "responder" ao filho; uma nova "convenção interativa" se desenvolveu, favorecendo a troca e trazendo gratificações aos dois parceiros.

De um diálogo de surdos chegou-se a uma conversa harmoniosa.

A agressão de Sébastien pode ser compreendida, portanto — num primeiro nível —, como uma intensificação de solicitações não ouvidas pela mãe.

Em resumo, esse estudo mostrou que se assistem a mudanças muito importantes das interações entre a mãe e seu bebê quando, através da psicoterapia, as representações mentais da mãe são transformadas.

Quando aquela mãe tomou consciência de que projetava em Sébastien uma intenção de violência e que ao mesmo tempo esperava que ele a estimulasse com suas brutalidades, sua imagem da criança mudou. Foi essa transformação de sua imagem que acalmou sua angústia: Sébastien deixou de ser temido como um carrasco.

Essa mudança, eminentemente subjetiva, alcançada através do uso das palavras, tocando o domínio imaterial das fantasias, das angústias, das lembranças, interrompeu o ciclo infernal da atualização de violência. Uma modificação puramente psíquica revolucionou a natureza das trocas cotidianas de Sébastien e sua mãe.

Essas transformações das trocas mãe-filho deveramse aos efeitos da psicoterapia sobre o psiquismo materno. O filho foi modificado por esse processo, o que prova que o inconsciente da mãe marca o psiquismo do filho.

A passagem da fantasia à realidade das trocas foi o objeto desse estudo que prova que sentimentos, idéias e o conteúdo do psiquismo podem imprimir seu selo em comportamentos, e que isso pode ser estudado objetivamente. Esse tipo de demonstração parece-me indispensável se insistimos em afirmar que a psicoterapia faz efeito e que ela pode ser digna de uma investigação científica.

Essa mutação do psiquismo em acontecimentos, essa passagem do psíquico ao material explicam como se opera a comunicação do inconsciente materno ao bebê. Através dos gestos que compartilham com seus bebês, as mães lhes transmitiram desde sempre o que esperavam deles e o que eles deviam esperar de si mesmos. A transmissão da herança psicológica de geração em geração se faz dessa maneira.

CAPÍTULO VI
POR QUE SE FAZEM BEBÊS?

Eu tinha sido chamado com urgência à clínica de pediatria: Céline, uma menininha de quatro meses, recusava-se sistematicamente a comer. Estava hospitalizada, pois não conseguia ultrapassar seu peso de nascença; a estagnação perdurava, obrigando os pediatras a alimentarem-na por sonda. A situação era ainda mais preocupante pelo fato de que a presença da mãe a agravava: quando ela pegava a criança no colo, sua agitação se transmitia ao bebê, que se debatia e regurgitava. A sra. Gaillard achava que estava agindo da melhor maneira possível: todas as vezes que Céline acordava, ou emitia um som, enfiava-lhe uma mamadeira na boca. Ela me explicava: "Em casa, mantenho uma mamadeira cheia em cada canto; assim que Céline abre os olhos, dou-lhe a mamadeira!"

Aquela ceva forçada ia de par com a hiperatividade da mãe. Ela falava ininterruptamente, enchendo Céline de perguntas, e a solicitava através de brincadeiras excitantes. Diante daquele bombardeio intempestivo, Céline desenvolvera a seguinte esquiva: à simples visão da mamadeira brandida pela mãe, ela... adormecia, tão profundamente que nenhuma solicitação conseguia despertá-la!

O refúgio no sono era a única defesa de que dispunha para evitar aquelas intrusões repetitivas.

Ao assistirmos àquelas cenas, a insistência deslocada da mãe e a retração sistemática de Céline ilustravam tragicamente o impasse de sua relação. Aquelas duas parceiras estavam bloqueadas; suas trocas não autorizavam qualquer receptividade recíproca. Cada uma estava presa à urgência de seus próprios imperativos.

Ficamos aterrados ao constatar que uma relação desarmônica entre a mãe e a criança pudesse provocar, por parte desta, um comportamento que ameaçava sua sobrevivência!

Uma sombra de morte

A sra. Gaillard estava muito apreensiva com a saúde de Céline. Pôs-se então a falar de seu passado e das mortes recentes que a haviam marcado.

Fora abandonada pelos pais quando criança, acolhida e depois educada pela avó e pelo tio. Esse casal tornara-se substituto de seus pais.

Dois anos depois da morte da avó, o tio desenvolvera um câncer. Foi durante essa doença que ela concebeu Céline. Ficou muito impressionada — durante a gravidez — com a degradação física progressiva e com a perda de peso do tio: ele não conseguia mais comer.

A coincidência entre a agonia e a gravidez, entre os problemas alimentares do tio e os de Céline, indicava que havia deslocamento das angústias de um para o outro. Céline estava agora presa ao feixe dos sentimentos que a sra. Gaillard tivera pelo tio. Quando estabeleci essa ligação entre a filha e o tio, a mãe me confessou que estava convencida de que Céline sofria de um câncer, de resultado fatal.

A força dessa convicção era assustadora. A sra. Gaillard agia como se Céline *fosse* seu tio e estivesse definhando numa agonia idêntica à dele.

Havia, portanto, erro de pessoa, e de um modo que não autorizava qualquer dúvida, o julgamento daquela mãe estava como que cristalizado. Estávamos no domínio de uma projeção realmente maligna, cujos efeitos já se tinham inscrito na carne, pois Céline apresentava um retardamento do aumento de peso.

A partir daí, era possível compreender melhor a agitação daquela mãe, e a maneira como forçava a alimentação a Céline: ela estava lutando desesperadamente — à sua maneira — contra o prenúncio da morte da criança. Foi preciso que ela tomasse consciência da confusão entre o tio morto e Céline e sentisse a dor de seu luto para que seu comportamento se aplacasse. A anorexia, então, desapareceu muito depressa.

Luto e nascimento

Céline foi concebida enquanto a mãe assistia à agonia do tio, seu último parente. Daí a dizer que ela foi concebida para reparar a perda irremediável, para "substituir" aquele que iria desaparecer, é apenas um passo.

Não me é difícil dar esse passo, ainda mais que a prática mostra o quanto esse mecanismo de substituição é freqüente.

O instinto de reprodução é também um instinto de reencontros. Não *nos* reproduzimos apenas, reproduzimos igualmente nossos ancestrais. ''Nada se perde; nada se cria.'' O filho é, assim, o vínculo com o passado. Ele traz em si a promessa de reencontrarmos o que foi perdido. Será encarregado de nos fazer esquecer o luto de relações antigas. Será encarregado, ''por contrato'', de fazer reviver os ausentes.

Tanto isso é verdade que o desejo de ter filho se afirma e se concretiza, com freqüência, depois de uma perda, perda de um ser querido, do pai, da mãe ou de um filho.

O filho de substituição

Constatou-se então que freqüentemente uma criança nasce logo depois que um luto atingiu uma família. Os exemplos são abundantes: Salvador Dalí sabia que tinha vindo substituir outro Salvador, morto em tenra idade; explicou que suas excentricidades permitiam-lhe afirmar sua presença — de maneira exagerada —, como se ele se sentisse constantemente ameaçado por aquela, mais viva, do irmão morto. O exagero de suas ações provavelmente servia para fazer esquecer o outro e exorcizar sua angústia de morte.

Vincent van Gogh nasceu um ano depois da morte, em tenra idade, de um outro Vincent. Todas as manhãs, ao deixar o lugar onde morava seu pai, que era pastor, passava diante do cemitério onde lia seu próprio nome numa pedra tumular. Que destino saber-se substituto de um outro! Que dificuldade para uma criança precisar fazer com que esse outro seja esquecido para chegar ao status de pessoa! A dificuldade é ainda maior por esses mortos não terem defeitos, pois não tiveram tempo de decepcionar. É bem difícil estar à altura de seu retrato ideal!

Os nomes

"Os nomes de nossos filhos fazem deles *fantasmas*", dizia Freud. Escolhendo-lhes um nome nós lhes atribuímos um destino! Não é fácil chamar-se Napoleão ou Jesus. A um grau menor, não é fácil ficar sabendo que o nome que carregamos faz de nós a efígie de um avô.

De fato, a atribuição de um nome é sempre reveladora de uma filiação, de um laço que une — mais ou menos secretamente — os pais a uma imagem ideal através do filho.

Em muitas sociedades tradicionais, as crianças são sempre portadoras do nome de um ancestral, seja de uma avó ou de um avô falecidos, seja um nome-fetiche, lembrança de um ancestral célebre ou dotado de uma aura especial.

Um menino chamado "meu pai é doce"

Uma mãe me traz seus gêmeos de onze meses. Está preocupada com o menino, que apresenta um atraso em relação à irmã; começou a sentar tardiamente e parece fisicamente mais frágil. Também é mais tímido do que a irmã e se afirma menos do que ela. Quando os gêmeos competem, é a menina que leva a melhor.

Trata-se de uma mãe muito inteligente e muito a par das realidades psíquicas; ela mesma irá estabelecer, espontaneamente, uma ligação fundamental. Os gêmeos foram concebidos nos dias que se seguiram à morte de seu avô paterno, um falecimento que afetou muito a família. Mais uma vez, a mãe explica que o nome do menino significa "meu pai é doce" na língua da família. É claro, então, que a sombra do avô é deslocada para o menino e que este deve fazer com que o luto seja esquecido. Tudo indica que, nesse caso, identificamos rapidamente um roteiro típico de substituição, como tantos outros. Mais uma vez, porém, tive de inclinar-me diante da infinita riqueza que preside ao destino das crianças. Esse primeiro tema de luto continha outros, como um jogo de encaixe.

A sra. C. também fora gêmea; seu irmão morrera de repente, de uma doença pouco conhecida. Portanto, já havia dois lutos de homens a serem enfrentados, e essa dupla ferida, por um golpe do destino igual ao que freqüentemente encontramos em nossas consultas, inscrevera-se num destino particularmente marcado pela perda: vários membros masculinos da família haviam sido levados pela guerra.

Compreende-se a apreensão da sra. C.: seria seu filho o herdeiro daquele destino funesto, que naquela família atingia mais os homens do que as mulheres? Ao vê-lo menos robusto do que a irmã, como não imaginar que ele seria o portador da fraqueza da família, uma vez que também ela fora mais robusta do que o irmão gêmeo morto?

O fato de ele ter sido concebido numa atmosfera de luto e de seu nome servir como homenagem a um parente morto, aquela coincidência entre uma morte e um nascimento, tudo favorecia a imagem de uma homologia (até mesmo de uma identidade) entre o bebê e seus "ancestrais" desaparecidos.

Foi preciso que o roteiro de homenagem e o prenúncio funesto inconsciente fossem esclarecidos para que o peso de um destino de fragilidade fosse exorcizado. Nesse processo, a espantosa capacidade da sra. C. para estabelecer ligações psicológicas e aproveitá-las para modificar suas atitudes foi o dinamismo essencial do tratamento. Sentiu-se intensamente tranqüilizada quando seu filho conseguiu afirmar-se em relação à irmã. Esse novo vigor foi adquirido em grande parte pelo fato de a sra. C. ter abandonado a atitude de proteção seletiva com respeito ao filho: no início pegava-o no colo sempre que ocorria uma briga com a irmã. Instaurando esse tipo de interação, transmitia ao filho a convicção de que ele era vulnerável. A partir do momento em que o deixou autonomizar-se, sem correr em seu socorro, ele saiu de sua passividade e tornou-se um igual à irmã.

A herança psicológica

Nesses fenômenos de substituição há uma marca de fidelidade admirável: todos nós carregamos imagens de ancestrais que nos servem como modelo e com quem mantemos uma troca, imaginária, é claro, mas cheia de valor e de afeição. Mantém-se, assim, uma permanência.

A tradição familiar é assegurada; a psicologia de nossos ancestrais transmitiu-se de geração para geração, fazendo de cada um de nós o elo de uma longa corrente.

A herança não passa unicamente pelos genes; ela se inscreve nas mensagens que cada pai e cada mãe transmitem necessariamente a cada filho. Pois, de fato, o desejo de ter filho serve sempre para suprir um luto e para o reencontro de relações antigas.

Mesmo que o filho não seja concebido depois de um luto real, todos nós nos confrontamos com a perda de nossas relações infantis. Somos nostálgicos de nossa primeira infância e cada filho que está por vir é uma promessa de reencontro com sua essência.

O filho, a cura dos pais

Se o filho que está por nascer é sempre um ser de substituição, ele será chamado a curar os pais de sua nostalgia. Deverá fazer com que o luto seja esquecido. Será, plenamente, aquilo que sentimos faltar.

O nascimento oculta a morte, a vida nova apaga a perda.

É nesse sentido que se supõe que o recém-nascido atenue as decepções que os pais não conseguiram suprir de outro modo. Imagina-se, então, a intensidade da demanda dirigida ao filho..., e a enormidade da tarefa que lhe é reservada. Como um bebê poderia corresponder às expectativas que persistem desde a infância de seus pais? Como poderia encarnar um personagem cujo luto eles não souberam fazer?

A reencarnação existe

Não são apenas as religiões orientais que preconizam a reencarnação. Muitas pessoas com quem cruzamos todos os dias podem, de repente, ser tomadas por essa crença quando têm um bebê.

A sra. Billit vem me consultar porque está muito angustiada com os gritos incessantes de sua filhinha Nora, de dois meses e meio. Ela logo evoca uma "parada respiratória" que a menina teve durante um episódio de choro particularmente intenso. Em pânico desde então, a sra. Billit colocava Nora constantemente no seio para evitar que ela ficasse nervosa, temendo o tempo todo que se produzisse uma parada respiratória, provocando a morte da filha.

Como freqüentemente acontece quando predomina um clima de angústia, seu leite secou.

Muito depressa esse roteiro de angústia e de trocas agitadas revela um outro, tendo em comum a sombra da morte.

A sra. Billit fala com emoção na morte repentina, inexplicada, de sua avó materna, há quatro anos. Aquela perda súbita a perturbou muito; nunca se recuperou dela e durante seis meses sonhou todas as noites com a avó. Sua tia materna também ficou tão chocada, que passou a consultar um médium e a praticar intensamente o espiritismo. Quando a sra. Billit lhe anunciou sua gravidez, ela respondeu: "Sei, pelo meu médium, que vai ser uma menina!", e garantiu que a menina seria a reencarnação da avó.

A sra. Billit faz uma pausa, dizendo-me que não acredita muito nessas histórias de espíritos, mas — ao mesmo tempo — pergunta se acredito em reencarnação e me conta um episódio que a perturbou muito. Logo depois da morte da avó, ela desenterrou um pé de primavera e o replantou em seu próprio jardim. Durante os três anos que se seguiram à morte da avó, a planta não deu flores, mas de repente floresceu, na semana anterior ao nascimento de Nora.

Para a sra. Billit, aquela floração era o sinal de um retorno à vida, e sua coincidência com o nascimento de Nora indicava-lhe que a avó escolhera sua filha para reencarnar.

Desde então, ela espreitava sinais que confirmassem sua intuição: os olhos de Nora eram azuis, "exatamente como os de minha avó!"; e, como que para ratificar essa filiação, dera à filha, como segundo nome, o de sua avó.

Na mesma hora em que a sra. Billit me fornece as "provas" da reprodução de sua avó em sua filha, afirma que não ousa acreditar *de verdade* na reencarnação, pois isso a amedrontaria muito.

Digo-lhe que seu medo é compreensível, pois ela "confunde" a filha com a avó a tal ponto, que espera a cada momento uma parada respiratória que provocaria a morte de Nora, tal como provocou a morte da avó.

Como era de se esperar, a sra. Billit tivera uma relação muito íntima com a avó, ao passo que com sua mãe eram só conflitos e decepções.

Ao longo da terapia, conseguimos ver que o desejo de recriar aquela relação "idílica" fora o motor do processo de reencarnação, mas que a apreensão provinha da infiltração dessa relação ideal pela imagem da mãe má, que vinha perseguir aquele laço de amor como uma erínia ciumenta.

A ambivalência

O processo de reencarnação, portanto, tem dupla face: permite os reencontros com um ser amado, perdido, que toma a forma do recém-nascido. O pai ou a mãe perceberá então os atributos do objeto amado no rosto e no comportamento do bebê.

Mas a reencarnação incomoda: a sombra do fantasma é assustadora. É um morto que vem debruçar sobre o berço; sua visita pode ser funesta. De fato, o fantasma — se é idealizado — pode logo assumir o papel assustador das assombrações. Uma imagem maligna freqüentemente se esconde por trás dos rostos que gostamos de lembrar, e tanto isso é verdade que cada um de nossos amores encerra seu inverso maléfico.

Foi assim que os olhos azuis da avó amada reviveram em Nora, mas simultaneamente despontava neles o olhar odioso da mãe.

"Eu é um outro"

O tema da reencarnação é, de fato, muito freqüente. Na maioria dos casos, o vínculo com "o ancestral" é representado de modo discreto, simbólico. É mantido através do nome, ou percebido num traço de caráter. Todo filho, como vimos, representa um outro!

Mas, quando a reencarnação torna-se uma convicção, é porque uma confusão se instaurou entre o recém-nascido e o avô ou avó paterno ou materno. O bebê *é* sua avó.

Esse tipo de apropriação do recém-nascido por um fantasma pode ser tão envolvente, a ponto de assistirmos ao estabelecimento de um destino por pessoa interposta. Todo o mundo se dirigirá à criança como se ela fosse uma outra.

Todos os sentimentos que ligavam os pais ao objeto original são agora deslocados para a criança. Seu destino é ser um outro. "Eu é um outro", dizia Rimbaud. Tornar-se si mesmo sendo um outro é um destino difícil, e a única maneira de curar-se dele é exorcizar o fantasma inconsciente.

A sra. Billit contou-me, em nossa segunda conversa, que tivera um sonho. Via sua avó, mais bonita do que na realidade, numa casa particularmente luxuosa, e ela lhe dizia: "Agora você precisa me esquecer!" Segundo ela, foi um sonho bom.

A sra. Billit sentia-se melhor, menos preocupada com Nora, percebendo que deslocara para ela as angústias ligadas à morte da avó.

Depois desse sonho, a sra. Billit evocou longamente os pais, as decepções que lhe tinham causado, e pudemos compreender que aquela desilusão acarretara a idealização da avó (cuja beleza, assim como o luxo de sua casa, foi exagerada no sonho).

A tomada de consciência desses sentimentos possibilitou à sra. Billit realizar o luto de sua avó, que ela tentara manter em suspenso, durante os quatro anos precedentes. Esse processo descontaminou Nora da presença do fantasma assustador. Podemos ter esperança de ter mudado, assim, o curso de um destino de alienação por um terceiro.

O bebê ilusionista

Nos contos, com freqüência aparecem fadas boas que oferecem um talento como presente ao recém-nascido; chega uma feiticeira que desafia a proteção das fadas e tenta apropriar-se do destino do bebê.

Os berços são cercados por presenças invisíveis, que fazem aparecer, como que por magia, fenômenos espantosos.

Na maioria dos casos, o bebê é transformado, assim, em mágico. Acredita-se que seja dotado de talentos admiráveis, e seu poder, de fato, é imenso; ele mobiliza de maneira radical o comportamento dos pais, que com sua chegada transformam seu modo de vida e fazem do pimpolho o centro de seu mundo. Ele é um ilusionista.

Há alguma coisa na chegada de um bebê que favorece essa emergência de magia; é como se o nascimento provocasse nos pais o retorno das crenças mágicas da infância.

A crença no impossível caracteriza o pensamento mágico: o que a criança deseja deve tornar-se realidade, e as restrições da realidade devem ser abolidas.

A chegada de um bebê oferece a miragem dessa ilusão; com ele, tudo será possível; o amor será perfeito, os mais loucos projetos ganham novo alento.

A magia negra e os fantasmas

Mas às vezes trata-se de magia negra. O poder do bebê, em vez de ser benéfico, torna-se portador de mal, e o bebê toma a aparência de um fantasma assustador.

A sra. Vito me foi encaminhada por seu pediatra por causa de dois sintomas: Vanessa, de dez meses, não come e é muito agitada. As refeições são um verdadeiro tumulto, e isso a faz lembrar que até os dez anos ela mesma e sua mãe brigavam continuamente durante as refeições.

Vanessa é percebida como "má". A mãe diz: "Ela tira tudo o que há de bom em mim"; é insubordinada a qualquer "força" e fica "roxa de raiva" quando é contrariada. A mãe continua, dizendo que também não suportava as cóleras de seu pai alcoólico.

Ao longo das sessões, fico impressionado com a agitação de Vanessa, e imagino que seja fácil atribuir-lhe um significado demoníaco. Então, a sra. Vito me pergunta se consigo explicar os sonhos; durante a gravidez, ela havia sonhado que pessoas diziam que seu feto era o demônio. Aquilo a assustou muito, como o filme *O exorcista*, do qual guarda duas impressões: tudo se mexia, e uma menina (a heroína do filme) falava com voz de homem.

Segue-se então uma descrição de seu irmão caçula, muito ciumento, e que "entrou no mau caminho", tornando-se um caso psiquiátrico.

Desde o nascimento, aquela imagem demoníaca — associada à loucura — se confirmara no espírito da mãe. Primeiro, Vanessa não parava de se mexer; depois, como já aos cinco meses ela sabia fazer "brincadeiras", a sra. Vito via nisso um sinal de possessão!

Por quem poderia estar possuída aquela criança minúscula? De quem ela era o fantasma?

Verificou-se que a sra. Vito havia projetado uma imagem composta em Vanessa, que reencarnava ao mesmo tempo o pai alcoólico e o irmão louco, assim como o passado de rebeldia excitada que a mãe opusera durante toda a infância a seus pais.

Durante nossas conversas, a agitação de Vanessa se atenuou, mas a sra. Vito manteve — a contragosto — uma opinião negativa a respeito da filha. Minha terapia tinha pouco efeito contra aquela projeção diabólica. A mãe não conseguiu descontaminar sua filha daquelas imagens maléficas e não abandonou o recurso ao pensamento mágico. Com efeito, passou a estudar o tarô, anunciando que "trabalhava muito Ika, a carta do diabo!" A magia negra vencera.

A crise do pós-parto

Todo o mundo sabe que as parturientes têm o choro fácil. Por volta do terceiro ou quarto dia depois do parto, são tomadas por uma melancolia inexplicada: é o "*baby blues*".

Nos dias que se seguem ao nascimento, ocorrem importantes alterações hormonais (a queda dos estrógenos, ligada à expulsão da placenta, e o aumento da secreção de prolactina, hormônio que possibilita o aleitamento). A essas mudanças acrescentam-se as da imagem do corpo:

da barriga redonda e cheia passa-se a uma barriga vazia, de pele flácida.

Percebeu-se que qualquer mudança rápida e irreversível pode acarretar um estado de crise psíquica. Isso é ainda mais verdadeiro quando se trata de alterações da imagem e da percepção do corpo.

No nível psicológico, modificações importantes se prepararam: durante os nove meses da gravidez, os pais se confrontaram com a realidade da gravidez através das mudanças corporais e das imagens do bebê na ecografia. Acostumaram-se gradualmente à idéia de que estavam deixando o status de filho para adotar o de pai e mãe. Essa mudança acarreta uma reavaliação de suas relações com os próprios pais, de quem se tornam iguais, o que reaviva sentimentos de rivalidade. Aos poucos, os pais identificam-se com seus próprios pais.

Simultaneamente, observa-se nas mães uma reemergência das imagens de sua própria relação infantil com a mãe, provocando desejos infantis e até mesmo uma identificação com o bebê que está por nascer.

Observa-se então uma espécie de oscilação entre duas identificações contrárias e complementares; é como se a parturiente ‘‘ensaiasse’’ seu papel de mãe, imaginando ao mesmo tempo o que é ser um bebê. Esse processo é da maior importância, pois permite à mãe imaginar o futuro (a chegada do recém-nascido) revivendo seu passado (sua relação de bebê com a mãe). Ela se prepara recordando!

Essa oscilação de identificações alternativas se faz inconscientemente, mas tem-se plena medida dela quando uma mulher grávida está em psicanálise. Percebemos então que ocorre um abalo da auto-imagem psíquica, obrigando a mãe a "rever" as definições que elaborara a respeito de si mesma. Isso nem sempre acontece sem angústia, e a mãe precisará de um apoio psicológico externo, fornecido pela família (o marido e a mãe, principalmente) e pelos profissionais (médicos, parteiras, etc.).

Essa ameaça à auto-imagem acarreta uma crise psicológica. A vantagem dessa crise é que ela prepara para a acolhida ao desconhecido. A mãe tem acesso a partes de seu inconsciente que até então tinham permanecido latentes, ocultas. Com isso, sua capacidade de imaginar se enriquece.

Disso resulta uma maior receptividade, uma maior sensibilidade, predispondo à abertura exigida pelo encontro com o desconhecido que é o recém-nascido.

Mas, ao mesmo tempo, assiste-se a mudanças de humor e à emergência de pensamentos que até então eram mantidos à distância. Esse transtorno faz com que no pós-parto a mãe seja particularmente receptiva a seus conteúdos psicológicos, portanto a uma ajuda psicoterapêutica. Essa crise é, de fato, um momento privilegiado para psicoterapias com fins preventivos.

Do imaginário ao real

O nascimento é um choque — biológico em primeiro lugar, mas também psíquico. É preciso enfrentar a perda de uma parte de si (a barriga vazia); e esse vazio súbito nem sempre é preenchido pela plenitude do bebê. Muitas mães lembram-se de sua gravidez como um tempo abençoado, o ponto mais alto de seu sentimento de plenitude. Sentiam-se no melhor de sua forma; às vezes seus sintomas habituais desapareciam, freqüentemente tinham uma impressão de euforia (também há gravidezes que são ruins, com vômitos, cansaço, angústias múltiplas, mas são mais raras).

Depois desse período de plenitude, muitas vezes é difícil adaptar-se à ruptura que o nascimento representa, e pode prevalecer um sentimento de perda.

Ter um bebê — ser um bebê

Esse sentimento de perda contribui para a tristeza que muitas mães conhecem nos dias que se seguem ao nascimento. Às vezes instala-se uma depressão.

A sra. Suarez apresentava, justamente, uma depressão puerperal. Sentia-se tão abatida, que precisava tomar remédios. Tivera seu terceiro filho, uma bela menina, Maria, seis meses antes, e explicava-me de maneira muito comovente que não conseguia brincar com ela; sentia-se ausente, sonhava em ir embora.

Com que região ela sonhava? Qual era o objeto de sua nostalgia? Explicou então que nascera algum tempo depois da morte repentina, por acidente, de um irmão, e que durante toda a sua infância sofrera por sentir-se impotente para aplacar a tristeza dos pais.

Gradualmente chegamos a nos perguntar se ela não lamentava ter nascido, uma vez que o nascimento selara sua irremediável diferença com relação ao irmão, objeto indestronável do amor de seus pais.

No ponto mais profundo de sua depressão, quando ela chorava ao lado de Maria, revelou-me a razão de sua nostalgia; não podia brincar com Maria porque o bebê estava fora dela. Soluçou, dizendo: "Eu queria que ela ficasse lá dentro." Seu desejo de ficar grávida permanentemente era equivalente à sua nostalgia do ventre de sua mãe. *Ter* um bebê (na barriga) lhe daria a ilusão de *ser* o bebê (dentro da barriga de sua mãe).

Era a separação, a perda da unidade feto-materna que ela tentava apagar através de suas gravidezes; sua nostalgia era tão forte, que a separação anatômica do nascimento tornara-se insuportável, e daí sua depressão. Maria, ali diante dela, era a lembrança dolorosa de sua própria exclusão.

Ao ver a sra. Suarez e Maria lado a lado, a mãe chorando e sua filha a observá-la em silêncio, eu não podia deixar de imaginar a repetição de um roteiro antigo: constatava que Maria prestava especial atenção ao rosto da mãe e a interrogava de maneira mais intensa quando ela chorava mais. A menina tentava distrair a mãe, como esta tivera esperança de fazer os pais esquecerem a perda que os atingira.

A sra. Suarez me confirmou essa impressão e — meses depois — contou que sua filhinha tentava consolá-la constantemente, mas Maria não conseguia alegrar a mãe. Também conhecia o fracasso de suas tentativas de mudar, através de seus cuidados, a tristeza da mãe. Encontrava-se, por sua vez, no mesmo desespero que sua mãe quando tentara compensar a perda de seu irmão. Sem querer, a sra. Suarez colocava a filha na situação de impotência que a marcara na infância.

A distância intransponível

O bebê real nunca corresponderá ao bebê imaginário. Uma distância se estabelece já no corte do cordão. Essa distância será transposta, uma vez que pais e filhos possam construir juntos, ou permanecerá aberta, ferida que marcará com a desilusão recíproca toda a relação futura.

Nesse distanciamento se introduzem as projeções dos pais, que tentarão obstinadamente reduzir a diferença, obrigar a criança a submeter-se ao modelo.

Os filhos reagem diferentemente a essa coerção: ou respondem pela violência, opondo-se ferozmente a qualquer submissão; ou, ao contrário, acomodam-se ao projeto parental e o assimilam o mais possível. Todos os tipos de conciliações são então possíveis, mas uma coisa é inexplicável: algumas crianças apresentam uma imunidade bem maior aos projetos dos pais do que outras. Parecem acomodar-se a eles, sem nunca se deixarem alienar. Existe uma alquimia entre as influências parentais e a maneira que o filho tem de lidar com elas; esta desempenha um papel fundamental nos sucessos e fracassos da relação entre pais e filhos.

Nessa alquimia, as características próprias do bebê imprimirão seu cunho. O recém-nascido não é uma cera virgem na qual se inscrevem as influências parentais: também ele modela seu parceiro e constrói sua experiência.

CAPÍTULO VII

A PARTE DO BEBÊ

O leitor que me acompanhou até aqui com certeza está impressionado com a parte considerável que reservo às atitudes e motivações dos pais na organização das relações com o bebê. Talvez esteja se perguntando: "O bebê então é apenas o recipiente das influências parentais, um eco da voz da mãe? Ele não tem uma originalidade que pesa sobre o desenrolar das trocas? Não tem sua maneira singular de organizar sua experiência? Suas características não modificarão seu parceiro?"

Se enfatizei principalmente o papel dos pais, é porque, em situação de terapia, só se consegue modificar a interação, e através disso agir sobre o bebê, por intermédio da mãe, de suas fantasias, expectativas e angústias. A mãe nos revela seus problemas psíquicos logo de início, ao falar do bebê, oferecendo-nos assim um acesso a seu mundo interno.

O bebê não nos revela seu mundo tão facilmente: desprovido de linguagem, só pode exprimir seus estados e seus desejos através de seu corpo e suas atitudes. Isso torna difícil a formulação de sua experiência íntima.

No entanto, o bebê não é um ser passivo. Já de início ele tem uma individualidade que irá determinar suas atitudes e influenciar a natureza das interações.

Ele é ativo, veremos que tem até um poder extraordinário sobre seus pais.

O papel da hereditariedade

É verdade que nunca se demonstrou que um comportamento, uma atitude são hereditários. Por outro lado, algumas formas de depressão parecem seguir uma transmissão genética. Sempre é citado o caso dos gêmeos verdadeiros (gêmeos monozigóticos) e sua espantosa semelhança para sublinhar o papel da hereditariedade. Mas suas semelhanças de comportamento devem-se também à sua proximidade contínua, a identificações de um com o outro, e não apenas à identidade de seus genes.

Ao que parece, será preciso esperar novos avanços das pesquisas sobre as causas genéticas do comportamento para que se possa determinar sua natureza.

O certo é que cada bebê é diferente dos outros, seja no nível psíquico, seja no nível do comportamento. Mas é preciso sublinhar de início que algumas dessas particularidades podem decorrer de influências exercidas ao longo dos nove meses de gravidez, mais do que de uma influência genética pura. Cada vez mais, damo-nos conta da importância de fatores que agem sobre o feto: o corpo da mãe representa o meio ecológico do feto, e suas características marcarão o desenvolvimento do bebê que está por chegar.

Conhecemos bem a influência de certos hábitos da mãe (consumo de remédios, de álcool, de fumo, assim como sua dieta) sobre o feto. Falhas nutricionais do feto podem gerar retardamentos de crescimento: tais bebês com freqüência são irritáveis, apresentando má regulação do organismo.

É provável que logo se passe a estudar o papel do estado emocional da mãe durante a gravidez. Isso responderá às freqüentes perguntas de mães que me garantem que seus estados de angústia ou de depressão devem ter marcado seus filhos durante a gravidez.

A assinatura do bebê

Ao examinarmos recém-nascidos, sua individualidade se impõe e a idéia de que são "uma pessoa" parece evidente.

Tomemos dois exemplos: durante o exame, impomos um certo número de frustrações ao bebê, como por exemplo a de imobilizarmos suas pernas. Alguns começam então a se agitar e depois a chorar... chupando o polegar. Essa capacidade de achar o polegar e utilizá-lo para se tranqüilizar é um recurso notável, que permite à criança escapar à coerção imposta. Podemos imaginar como essa capacidade de autoproteção será aproveitada ao longo do desenvolvimento.

Outro exemplo refere-se a uma dimensão que chamamos de "consolabilidade". Quando um bebê chora de tristeza, seu parceiro adulto não resiste ao desejo de consolá-lo: para certos bebês se acalmarem, basta lhes falar. Outros precisam ser pegos no colo e colocados em posição vertical, com a cabeça aconchegada junto ao pescoço do adulto. Nessa posição, alguns bebês se acalmam, mas outros se enrijecem e não conseguem moldar-se ao corpo do adulto. São bebês difíceis de serem consolados. Essas diferentes reações têm um efeito enorme sobre o parceiro adulto; uma criança que conseguimos consolar proporciona um sentimento de eficácia, ao passo que aquela que continua irritável dá impressão de fracasso. Uma mãe sem experiência e pouco segura corre o risco de sentir-se rejeitada por um filho que, por suas reações, não lhe dá a possibilidade de ser uma "boa mãe".

Cada bebê reage aos estímulos à sua maneira: depois da aplicação de um jato de ar frio sobre sua barriga, um primeiro bebê mudará seu ritmo cardíaco de 90 para 180 batimentos, ao passo que um outro mudará de 100 para 130 batimentos. Pode-se dizer que o primeiro reage intensamente, ao passo que o segundo é menos excitável. As diferenças de excitabilidade irão traduzir-se através de comportamentos: o primeiro sofrerá mais intensamente o efeito das solicitações do meio, ao passo que o segundo será menos "abalado" por elas.

Cada bebê tem, desde o início, um perfil característico de sensibilidade e de atividade. Essa individualidade é como uma assinatura que a mãe — se for sensível — aprenderá a reconhecer, adaptando suas solicitações às capacidades que o bebê tem de recebê-las.

Esse temperamento básico provavelmente é o resultado dos efeitos combinados da hereditariedade e da experiência intra-uterina. Ele determinará comportamentos que, por sua vez, influenciarão os pais e orientarão a interação.

O papel do bebê na interação

Vimos anteriormente que mãe e bebê organizam juntos uma forma de trocas que lhes é típica. Haverá interações marcadas pela excitação, pela intensidade e pela atividade; outras serão calmas, plácidas, silenciosas. Na definição desses "estilos", o bebê entra com suas exigências, nem que seja através das particularidades de seu limiar de tolerância: há bebês hipersensíveis, que se sobressaltam ao menor barulho; outros, ao contrário, buscam ativamente a estimulação.

Coloca-se então a questão da harmonização entre parceiros. Algumas mães suportaram bem o primeiro filho, devido à sua placidez; ficarão completamente desorientadas se o segundo for um gritalhão, manifestando seus desejos de maneira intensa; seus choros de fome serão considerados como efeito de uma voracidade exigente demais.

Cada par mãe-filho deve, portanto, encontrar um território de entendimento, onde as sensibilidades de cada um sejam respeitadas. Muitas vezes são essas falhas de harmonização recíproca que angustiam as mães, dando-lhes um sentimento de impotência na origem da consulta.

Quando a comunicação do bebê é desnorteante

Vamos tomar inicialmente exemplos extremos para ilustrar a influência do bebê sobre a interação.

• *Os prematuros*

Atualmente conseguem-se salvar prematuros que pesam menos de um quilo. Sua imaturidade torna difícil decifrar seu comportamento: passam rapidamente do sono ao estado de vigília, seus gritos às vezes são lancinantes, seus movimentos irregulares. É difícil conseguir adivinhar aquilo de que estão necessitando.

As mães se assustam com o aspecto físico do bebê; têm medo de tocá-lo e com freqüência apresentam uma atitude hiperativa, como se quisessem compensar a falta de atividade do prematuro. Quando vemos essas mães em interação com o bebê, observamos que suas trocas são nitidamente febris; se tomarmos então os pulsos dos dois parceiros, constataremos que eles se elevam rapidamente durante as trocas, como se a febrilidade materna fosse contagiosa.

Uma intervenção permite restabelecer a harmonia: basta indicar à mãe que ela está calcando seu comportamento no do bebê. Então ela baixa o nível de suas solicitações e, imediatamente, o ritmo cardíaco dos dois protagonistas também baixa e uma melhor harmonia interativa se restabelece.

Esse exemplo mostra que a imaturidade do comportamento do bebê acarreta uma anomalia do comportamento da mãe, provocando simultaneamente alterações fisiológicas (aceleração do pulso). Percebe-se então o quanto é poderosa a contribuição do bebê, causando ao mesmo tempo uma perturbação da atitude materna e alterações físicas.

• *Cegueira*

Um outro exemplo testemunha mais ainda o efeito

desorganizador de uma anomalia sobre a capacidade de comunicação do bebê. Quando um bebê nasce cego, o programa interativo normal é totalmente desativado. A mãe, impossibilitada de ler o olhar do bebê, fica desarmada, pois a troca de olhares tem papel-chave na comunicação recíproca. De fato, depois do nascimento a mãe sente o encontro de olhares como o momento privilegiado de "travar conhecimento".

A criança cega não poderá sorrir à aproximação do rosto materno, não estenderá os braços para ganhar colo, não mostrará interesse pelos objetos e só reagirá à parceira por intermédio da voz e do tato. Essas limitações impõem uma adaptação extraordinária das mães, e com freqüência assistimos a uma desorganização das trocas.

Nesses casos, uma intervenção especializada é útil, entre outras razões, para ensinar às mães o significado comunicativo dos gestos manuais da criança. Com efeito, é pela utilização sutil das mãos que o bebê indicará seus desejos e suas necessidades; para compreendê-los é necessário um aprendizado.

O apego é programado

O estudo de situações em que o bebê vem ao mundo sem ter todo o repertório de comportamentos e de faculdades que favoreçam a troca, como no caso dos bebês prematuros e dos cegos, indica que a possibilidade de apego pais-filho depende de certos comportamentos inatos, bem organizados, cuja finalidade parece ser garantir que se desencadeie um processo de envolvimento recíproco.

Vimos acima que a inteligência do bebê permite-lhe reconhecer desde os primeiros dias as manifestações que caracterizam sua mãe. Seu rosto, seu cheiro, sua voz atraem o bebê. Essa atração é assegurada pelos prazeres que ele encontra em seu contato e pela tranqüilidade que ela proporciona através da alimentação e dos cuidados.

Mas o bebê também atrai o adulto: descobriu-se nos animais superiores que a própria forma do bebê acarreta automaticamente atitudes de proteção e de afeição por parte dos pais. É principalmente a forma da cabeça do bebê que incita essas atitudes: a testa proeminente, ocupando a metade superior do rosto, o aspecto rechonchudo das bochechas provocam quase com certeza uma reação de ternura.

Os gritos do bebê também são um mobilizador potente: poucos adultos resistem a eles. Quando sobrevém o sorriso, seja em resposta à voz (desde a quarta semana) ou à aproximação do rosto (desde o terceiro mês), os pais se convencem de que são amados pelo bebê; choros, sorrisos e trocas de olhares agem diretamente sobre o apego dos pais, garantindo a instalação de um vínculo, reforçado a cada vez que o bebê os produz.

A manifestação dessas "provas" de apego é tão valorizadora para os pais que eles farão tudo para que essas trocas perdurem; vendo que um prazer compartilhado assim se instala, procurarão reproduzi-lo. A interação é desencadeada, e depois mantida, por essa gratificação recíproca.

Poder da recusa

Do mesmo modo como uma mãe se sente gratificada pelas provas de prazer do bebê, ela pode ser afetada por sua recusa.

Uma das maiores forças do bebê é dizer não: não à alimentação, não à troca, não à afeição. Muitas vezes é esse negativismo que desespera as mães, ainda mais porque o interpretam como rejeição ao que estão oferecendo.

A recusa de comer

A primeira mamada é um momento crucial: a mãe irá julgar o desejo da criança com base no vigor de sua sucção e no seu entusiasmo "gastronômico".

Ora, muitos bebês têm dificuldade em se adaptar à forma do seio. Alguns mostram pouca urgência em comer e dormem depois de algumas mamadas. Há até recém-nascidos que viram a cabeça depois da primeira sucção. Que mágoa para a mãe! Estava tão feliz por se oferecer à criança cujo gesto inaugural a recusa!

De fato, trata-se quase sempre, no início, de um desajeitamento do bebê e de uma ansiedade da mãe, pouco segura em seu novo papel. Mas, se não houver uma intervenção, logo se instalará um círculo vicioso. A recusa do bebê leva a mãe a forçá-lo, e quanto mais ela o faz mais ele recusa. Pode-se chegar rapidamente a bloqueios insolúveis; as mamadas tornam-se maratonas, as refeições são tumultuadas.

Um bebê que não gosta de mudanças

Um casal me consulta com seu bebê, Alex, de três meses; os pais não agüentam mais: Alex recusa-se a comer, as refeições duram uma hora e meia e são um confronto armado. Assim que é colocado em posição horizontal nos braços da mãe e que se aproxima a mamadeira, Alex tem um comportamento característico: ele se retesa, só os calcanhares e a cabeça se apóiam na mãe. Ele grita, se agita, vira a cabeça, para evitar a mamadeira. A mãe insiste particularmente num fato: durante essas refeições penosas, ele evita seu olhar. Os pais tentaram todas as estratégias possíveis. Não há o que fazer. Alex, através de sua recusa, é o mais forte.

É impressionante observar o quanto essa manobra tem efeito sobre os pais. Sentem-se totalmente impotentes, não compreendendo nada da situação. Sua vida está inteiramente polarizada por essa luta alimentar, da qual se julgam os perdedores.

A curta história de Alex nos daria elementos de compreensão. Sua mãe queria muito amamentá-lo, mas já no terceiro dia depois do nascimento ela desenvolveu um ferimento freqüente no início da amamentação, uma fissura no mamilo. As enfermeiras, então, colocaram no mamilo da mãe uma mamadeira protetora de plástico. Alex adaptou-se a ela e passou a mamar de maneira satisfatória.

Depois de quinze dias, a fissura se curou e a mãe quis dispensar a mamadeira de proteção. Foi nesse momento que tudo se estragou: Alex reclamou até o protetor ser colocado de volta. Alguns dias depois, ocorreu outra mudança: como não tinha mais leite, a mãe passou de um dia para outro ao aleitamento artificial. A partir de então, Alex iniciou uma resistência ativa à alimentação; foi até preciso hospitalizá-lo, pois estava perdendo peso.

Ao pedir para assistir a uma refeição, fico impressionado com a maneira pela qual Alex antecipa a situação de alimentação. Assim que a mãe o deita no colo, ele se enrijece, se excita, depois vira a cabeça com a aproximação da mamadeira. A orientação de seu rosto me é reveladora: ele desvia a cabeça para refugiá-la no seio da mãe!

A mãe me diz: "Ele está procurando meu braço!" Eu a corrijo: "É seu seio que ele está procurando. Não quer esquecê-lo, e o que ele está recusando é a mudança." De fato, Alex já teve de se adaptar a várias mudanças: primeiro a mamadeira de proteção do mamilo, à qual tinha se habituado, exigindo que fosse mantida; depois, subitamente, a mamadeira que viera substituir o seio. Em vinte dias de vida, passara por duas mudanças de regime, que assumiram para ele a dimensão de revoluções.

Alex, portanto, já estava apegado ao seio, depois ao protetor. Suprimi-los constituíra para ele a violação de um hábito já investido de prazer, que lhe proporcionava o conforto daquilo que é previsível. A construção desse apego e da memória do prazer que extraía do seio, com o protetor, já estava suficientemente fixada, *vinte dias após o nascimento*, para que uma mudança (o desmame) viesse a provocar uma revolta. Através de sua recusa alimentar, Alex queria dizer que não aceitava renunciar àquela aquisição; exigia a volta a uma situação conhecida, cujas vantagens não queria perder. Quando desviava o rosto diante da aproximação da mamadeira, para refugiá-lo no seio da mãe, dizia claramente — e com que intransigência! — que queria voltar ao prazer conhecido do aleitamento. A memória da primeira experiência já estava suficientemente constituída e Alex recusava-se a renunciar a ela.

Não deveremos reconhecer nesse comportamento a força de um apego, a intransigência de uma escolha e o recurso — muito eficaz — a uma tática de pressão sobre o meio?

Nessa recusa à mudança para preservar uma aquisição percebemos a assinatura de uma personalidade, a marca de uma vontade. Os pais não deixaram de atribuir um sentido a esse comportamento: "Ele tem uma vontade de ferro; não conseguimos fazê-lo ceder."

Somos obrigados a reconhecer, numa situação como essa, o efeito poderoso da escolha da criança sobre seus parceiros, e podemos imaginar que essa prova de força estivesse inaugurando um confronto contínuo entre os pais e a criança.

Esse exemplo mostra a contribuição do bebê para a instauração e a manutenção de uma forma específica de interação cujo futuro dependerá da capacidade dos pais para chegar, ou não, a conciliações.

Por razões ligadas à história da mãe, esta não conseguiu encontrar, espontaneamente, um arranjo satisfatório. Isso devia-se sobretudo ao fato de não ter compreendido o quanto Alex se apegara ao seio e que era essa mudança que ele recusava. Uma explicitação desse problema resolveu o conflito e permitiu a retomada da alimentação. A manutenção por mais de dois meses daquele confronto armado em torno das refeições era, portanto, o resultado da conjugação de fatores do bebê e da mãe: ele não queria renunciar ao seio, cuja importância ela não queria reconhecer.

O primeiro não

Desde o nascimento a criança faz escolhas. Pode afirmar seu interesse pelo meio, sua avidez pelo alimento, seu desejo pela troca.

Essas manifestações positivas têm um efeito sobre os pais, que tentarão reproduzi-las.

Mas o bebê pode afirmar-se pela negação: pode recusar o seio na primeira mamada, pode evitar a troca de olhares, pode recusar-se a reagir às solicitações. Diz-se também que certos bebês são impassíveis; mostram pouca ou nenhuma emoção, sua mímica é tão sóbria que o interlocutor sente-se excluído ou ignorado. Essa recusa de envolvimento pode ser muito precoce; é o primeiro não à troca social.

Também há casos em que a criança, a partir da segunda metade do primeiro ano, parece desinteressar-se do mundo ambiente. Fica tranqüilamente olhando para o teto, recusando-se a reagir às solicitações dos pais e ignorando os brinquedos que lhe são propostos. Sua expressão não tem mímicas; ela parece estar vivendo num outro mundo.

Essa recusa de trocas pode resultar da incoerência das atitudes parentais: a criança se retira como se tivesse renunciado a se adaptar ao comportamento imprevisível dos pais.

Mais raramente, pode tratar-se de uma incapacidade do bebê para lidar com as solicitações e mensagens do mundo ambiente. Recusando a troca o bebê tenta manter seu equilíbrio.

No autismo, essa recusa de envolvimento é levada ao paroxismo e é preciso empregar estratégias muito sutis para permitir que a criança restabeleça um contato.

O bebê constrói seu mundo

O bebê pode, portanto, organizar precocemente funcionamentos muito complexos, revelando que é dotado de memória, que investe experiências positivamente ou negativamente, e principalmente que interpreta os acontecimentos e as trocas.

Quando diz "não" através de seu comportamento, é porque define uma experiência como má e a ela prefere uma outra, à qual já se apegou. Quando Alex recusa a mamadeira, é porque a percebe como um inimigo, como aquilo que marca a perda da experiência do seio, que ele já idealizou. Portanto, ele dotou a mamadeira de sentido, atingindo assim o registro mais característico do ser humano: a construção de um mundo pessoal, com base numa rede de significados.

É psicanalisando adultos que evocam seus pensamentos infantis que melhor percebemos a influência poderosa dos desejos, das aversões e das fantasias na construção desse mundo pessoal.

Mas quem me acompanhou constatará que essa rede de significados é resultante de duas correntes simultâneas: o sentido que o bebê atribui a qualquer experiência provém de seus imperativos intrínsecos assim como das imposições que emanam dos pais. A experiência adquire um sentido em função da interpenetração dessas duas correntes.

O estudo da interação é tão interessante por permitir a revelação de manifestações visíveis desse encontro entre o psiquismo da criança e o dos pais.

As capacidades de defesa do bebê

Se o bebê é capaz de dizer não desde o início, é porque tem a capacidade de perceber experiências como desagradáveis ou angustiantes. A primeira arma que pode empregar diante desse perigo é a recusa. É recusando uma situação que ele se poupa à dor da angústia. Ao mesmo tempo, é recusando a representação mental dessa situação que ele tentará defender-se. É assim que se instauram recusas mentais: o bebê ocultará experiências de angústia recalcando os pensamentos ligados a elas, contribuindo assim para o acúmulo de experiências que se tornaram inconscientes.

Esse inconsciente irá manifestar-se de modo desviado, incompreensível para a criança e os pais. A recusa de alimento, por exemplo, pode ser determinada por um medo da aceitação de comida que é — inconscientemente — sentida como um ataque à mãe que proibiu o acesso ao seu seio. A mãe e o filho mergulharão numa prova de força em torno da mamadeira, ao passo que o verdadeiro problema é a reivindicação do seio pela criança e a recusa materna em oferecê-lo. Gradualmente, a criança irá esquecer sua reivindicação, que será recalcada no inconsciente porque o ódio que a acompanha é angustiante demais.

Logo só se verá a marca dessa evitação sob a forma de uma recusa sistemática, que pode, aliás, estender-se a outros domínios: o bebê pode tornar-se um negativista obtuso que recusa qualquer envolvimento de que não seja o iniciador.

A primeira capacidade de defesa do bebê é o exercício do não. Ele pode realizar essa resistência de muitas maneiras: desviando o olhar, recusando-se a reagir e até mesmo, às vezes, adormecendo quando estiver sendo solicitado. Que arma poderosa diante das ingerências de experiências penosas!

Um bebê tranqüilo demais

Evoquei brevemente, acima, a história dos gêmeos, um dos quais — o menino — preocupava a mãe, que o julgava atrasado com relação à irmã, e não suficientemente robusto. Ele tivera inúmeras infecções e, principalmente, não sabia defender-se quando a irmã se impunha.

A partir disso, a mãe deduzira que ele era mais vulnerável do que a irmã e que não seria capaz de se defender na vida.

Aos dez meses, já se notava uma grande diferença entre os gêmeos: enquanto a menina era sociável, sorridente e ativa, o menino era retraído, pouco envolvente e quieto. Quando a mãe chamava a filha, esta sorria e olhava para ela; o menino não reagia ao chamado, continuava olhando para os sapatos.

Aqui está uma troca típica: o menino brinca com uma argola, a irmã arranca-a de suas mãos, o que o faz chorar. A mãe pega-o no colo, consola-o e repreende delicadamente a filha por sua agressividade. Essa troca é característica do tema central: o menino é fraco e corre o risco de sofrer com a agressividade da irmã.

Esse roteiro é ditado simultaneamente pelo estilo pessoal do menino e pela história da mãe. O que caracteriza o menino é uma lentidão para reagir, uma debilidade de amplitude de suas reações, uma falta de afirmação de suas vontades. Além disso, seu desenvolvimento é mais lento do que o da irmã; ela começou a sentar antes dele. Essas características criam um viés na comparação com a irmã: seu estilo particular — provavelmente congênito — é sentido como prova de fraqueza.

Mas a percepção que a mãe tem dessas características é tingida, como vimos, por sua própria história; ela tinha um irmão gêmeo a quem dominava por sua inteligência e sua vontade. O menino morreu de uma doença inexplicada, o que marcou profundamente a irmã gêmea. Esta última naturalmente deslocou para seus próprios gêmeos o seu passado gemelar; teme que se reproduza agora uma rivalidade irmã-irmão e que o menino padeça com ela. Na família, os meninos eram mais frágeis: é natural que essa imagem de fragilidade seja deslocada para a geração seguinte.

Mas esse excesso de apreensão a respeito do menino só foi possível por ele ser — por temperamento —

menos vigoroso em sua auto-afirmação e mais lento para se desenvolver.

É preciso dois para dançar

"It takes two to tango" é um ditado americano que significa: "É preciso dois para dançar o tango."

Essa metáfora coreográfica se ajusta à relação mãe-bebê. Muitas vezes considerei a interação mãe-bebê como resultante das atuações conjuntas, apresentando temas repetitivos (como um refrão), e cuja disposição depende das contribuições de cada um dos parceiros que seguem juntos o ritmo da música.

Essa música é escrita pelos dois parceiros, conforme seus imperativos e talentos respectivos. A criança trará as imposições de seu temperamento, de suas necessidades, de suas sensibilidades. A mãe dispõe de um repertório mais amplo, baseado em sua experiência da vida, mas também estará submetida às exigências de seus desejos e de suas interdições, que criam um viés em suas atitudes na troca.

É do encontro desses dois campos de forças que irá emergir o perfil de toda interação.

Mas, de fato, é preciso mais do que dois na dança da vida. A criança nasceu do desejo conjunto de uma mãe e de um pai; cada um trará o peso de suas exigências à criação do vínculo parental. Precisamos agora, portanto, considerar o que se tece entre o bebê e o casal parental.

CAPÍTULO VIII

O BEBÊ QUE ATRAPALHA

Crise puerperal — crise do casal

Com a chegada do bebê, passa-se de dois a três; é uma mudança de regime, às vezes uma revolução!

O bebê, tão esperado, irrompe com alarde. Suas exigências são consideráveis: pede para ser gratificado de maneira imperiosa; seus choros são ordens, seus gritos ameaças.

Suas necessidades não podem esperar; para sua satisfação, exigem a contribuição consenciente de um adulto. E pouco importa que esse adulto esteja tomado por outras tarefas, ou esteja ocupado em satisfazer suas próprias necessidades, ou ainda imerso em suas preocupações. O bebê exige ser obedecido.

Pode-se dizer que essa relação é perfeitamente assimétrica; o bebê é inteiramente tomado por suas necessidades, e o adulto deve estar inteiramente disponível. Com freqüência os pais dizem: "É um egoísta!", e às vezes é difícil aceitarem o altruísmo que assim lhes é imposto.

Basta que além de tudo se trate de um bebê difícil de se acalmar ou que apresente alguns déficits (como a imaturidade dos bebês prematuros), para que ele se torne equivalente a um monstro, exaurindo os pais, transformando o idílio em pesadelo. O casal pode sofrer intensamente com isso.

A imagem de Épinal*

Com muita freqüência descreveu-se a relação mãe-bebê como uma união sem nuvens, uma imagem de Épinal. Ora, às vezes certas circunstâncias (um parto difícil, um bebê prematuro, uma moradia muito exígua, etc.) tornarão esse primeiro encontro insuportável. Os pais se sentirão incompetentes, na sua impossibilidade de acalmar um bebê muito agitado. A mãe poderá sentir-se "insuficiente", seu leite irá secar e sua paciência se esgotar. Todas as mães dizem pelo menos uma vez que têm vontade de jogar o bebê pela janela, o que não ocorre sem o seu contrapeso de culpa.

Sua exaustão, seu desânimo podem chegar ao ponto de o bebê destruir a idílica imagem de Épinal e impor uma visão de pesadelo. Não é de surpreender, então, que um número cada vez maior peça ajuda com respeito ao bebê; os profissionais da primeira infância devem estar preparados para responder a essa demanda.

Julgo que seja útil difundir a noção de que o encontro com um bebê pode acarretar desditas e decepções severas. Devemos ser capazes de ligar essa desilusão penosa ao distanciamento entre o bebê imaginário e o bebê real.

---

* Alusão às gravuras populares produzidas na cidade de Épinal, na França, no século XIX, caracteristicamente ingênuas, simplistas e otimistas. (N.T.)

Devemos estar preparados também para desmistificar a relação pais-bebê, pois ela pode provocar tanta dor quanto prazer; todo bebê pode estimular o ódio dos pais, como pode torná-los loucos de amor.

Parece inconcebível que um bebê possa ser odiado; o bebê é o próprio símbolo da inocência. Ora, às vezes ele é objeto de projeções imediatas de imagens muito malignas que habitam os pais, tornando-se assim a efígie do que é mais odiável.

Uma mãe veio consultar-me a respeito de seu filho Fabrice, de sete anos, por causa de suas crises de agressividade. Ao fazer o relato de sua história com Fabrice, eis o que ela contou de seu nascimento: "Ele estava três semanas atrasado, ele não *queria* vir. Quando o vi, estava verde e sujo. Era de uma exigência incrível e me absorvia o tempo todo. Tinha de me submeter ao que ele queria!" De início, ele fora percebido como mau: suas intenções eram tirânicas; seu signo era a sujeira, a provocação sua natureza.

É desnecessário dizer que aquela interação se desenrolou muito mal; aquela mãe, de fato, tinha necessidade de controlar todo o seu meio de modo muito estrito; não suportava que a criança impusesse *suas* exigências. Além disso, o lado metódico da mãe fazia com que ela detestasse qualquer forma de sujeira ou de desordem. Revelou-se também que teria preferido uma filha e julgava todos os homens "uns porcos".

Esse tipo de projeção má, sem nuanças, é difícil de ser modificada. Com freqüência ela tende a se realizar, a criança tornando-se um sistemático causador de problemas.

É preciso que se saiba que uma certa dose de hostilidade contra o bebê existe naturalmente, em todo o mundo. Todos nós somos habitados por uma certa ambivalência, a hostilidade coexistindo com o amor.

O lado sombrio dessa ambivalência aparece a partir do último trimestre da gravidez: surgem sonhos em que o feto é defeituoso ou desfigurado; os temores de que ele seja anormal tornam-se insistentes.

"E se for um monstro, em vez do querubim que estamos esperando", parecem pensar os pais.

É difícil imaginar que por trás desses temores esconda-se uma hostilidade contra o bebê que está por chegar. No entanto, a psicanálise revela que uma mulher, mesmo que tenha desejado intensamente a gravidez, pode manifestar ódio contra o fruto de suas próprias entranhas. Os pais também, aliás, podem experimentar esse ódio, embora ele permaneça inconsciente a maior parte das vezes.

Se o feto for inconscientemente confundido com um irmão mais novo do pai ou da mãe, este último deslocará para ele todo o ciúme cheio de ódio que o animou na primeira infância.

Se a barriga da mãe grávida tiver, na infância, provocado uma fúria intensa (na maioria das vezes esquecida logo depois), essa cólera será remobilizada quando o adulto se tornar pai ou mãe.

Esses sentimentos negativos estarão ainda mais presentes se, ao nascer, o bebê for difícil, decepcionante e sentido como tirânico.

O bebê terapeuta

A tarefa dos pais será sobrecarregada pela influência desse ódio, que por outro lado eles não conseguem reconhecer, por parecer escandaloso. Ele irá exprimir-se, então, de maneira distorcida, através de angústias (principalmente medo de que a criança morra, se asfixie ou se afogue no banho), ou de um sentimento de paralisia e ineficácia (medo de não ter leite suficiente, medo de não conseguir atender aos gritos).

A melhor terapia desses estados será a própria atitude do bebê; quando a mãe constata que o bebê está mamando bem e que está satisfeito com os cuidados que ela lhe dispensa, o lado sombrio da ambivalência e os temores que ele produz se apagarão. Depois, ao constatar que o bebê está apegado a ela, sorri para ela e a solicita, a mãe descobrirá com alívio que seus pensamentos mais assustadores não tiveram efeito sobre ele.

Quando consegue traduzir o apego do bebê como manifestação de amor, a mãe torna-se capaz de neutralizar seus temores de lhe fazer mal.

Mas às vezes isso não basta; poderá ser preciso que um profissional testemunhe a aflição parental e permita uma confissão da ambivalência para que, pouco a pouco, os sentimentos negativos possam ser acolhidos e aceitos.

O ciúme do bebê

Quando se passa de dois para três, há grande possibilidade de que alguém se sinta a mais. Na maioria das vezes, é o pai. Não se sabe muito bem até que ponto os homens sentem inveja da capacidade de reprodução feminina. Em algumas sociedades tradicionais, o pai realiza uma forma de simulação de gravidez, chamada cuvade: ele se deita, queixa-se de dores e pratica um simulacro de parto. Que poder masculino seria capaz de igualar a criatividade da gravidez? Que competência masculina poderia equivaler ao aleitamento materno? E, embora muitos pais de hoje dêem provas de capacidades de maternagem que os tornam tão competentes quanto suas esposas, muito raramente encontramos o equivalente masculino dessa forma de apego visceral que as mães têm por seus bebês.

Sempre se falou de instinto materno, nunca de instinto paterno, como se a sabedoria popular tivesse estabelecido como fato que a técnica de cuidados maternos cabe mais naturalmente às mulheres do que aos homens.

Nessa preocupação exagerada que invade a mãe do recém-nascido, há um comportamento único, do qual se chegou a dizer que se tratava de uma espécie de loucura, tal como se diz que o amor é louco, ou seja, invasivo, em que todas as preocupações da mãe fazem do bebê seu dono absoluto e que exclui a maioria dos outros interesses.

Para o marido, essa união íntima do vínculo mãe-bebê é sentida como uma exclusão. Ele pode desenvolver vários tipos de reações: ausentar-se, arrumar uma amante, beber ou se deprimir; com muita freqüência produzirá sintomas psicossomáticos.

Em sua relação com o filho, isso será marcado por um ciúme que ele traduzirá seja por desinteresse pelo bebê, seja por acusações: dirá que ele é caprichoso, autoritário; que é preciso educá-lo, puni-lo, etc. Em sua relação com a mulher, poderá se traduzir por ressentimento, desafeição, chegando até mesmo à total perda de interesse sexual.

A sra. Évaux havia me consultado por causa das crises de agressividade e da desobediência de Victor, de dois anos e meio. Ele se recusava a comer, o que deixava a mãe tão nervosa, que ela temia acabar batendo no menino: "Só ele é capaz de me fazer perder as estribeiras!"

A sra. Évaux tentara encontrar uma família adotiva na firma para a qual trabalhava, ao ter de abandonar a esperança de ser sustentada por sua própria família. Sofreu uma depressão quando não obteve o cargo ao qual julgava ter direito, ficando profundamente ressentida com seus patrões, que a tinham decepcionado. Foi no início dessa depressão que concebeu Victor, imaginando que aquele filho a "salvaria".

Mas não informou seu companheiro sobre o plano de gravidez, e ele reagiu muito mal ao anúncio de que um bebê estava para chegar: "Que azar..., vai ser preciso casar!" Com o nascimento, o pai isolou-se da mãe e do bebê, e passava o tempo todo lendo no terraço ou vendo televisão.

A depressão da sra. Évaux se acentuou quando ela chegou ao ponto de pensar: "Eu não devia ter tido este bebê *com* ele." O casal entrou numa fase de separação psicológica, dando à mãe o sentimento de que não fora capaz de criar uma família. Era a terceira vez que sentia fracassar sua busca de uma família a quem pudesse pertencer; a gravidez fora motivada pelo desejo de recriar sua família de origem assim como a família de empréstimo que acreditara ter encontrado no trabalho. A ruptura do casal — no plano afetivo e sexual — fora precipitada pela realização clandestina de seu desejo de engravidar. O namorado sentira-se enganado ao ser colocado diante do fato consumado. Ele mesmo, por razões ligadas à sua própria história, não conseguia aceitar a presença do terceiro representado por Victor. O sintoma inicial — a agressividade de Victor — era, portanto, conseqüência direta do clima de conflito no casal.

Num caso como esse, vemos como o desejo de ter filho por parte de um dos cônjuges (aqui, a mulher) pode ir contra as necessidades do outro. A chegada do bebê real pode dinamitar o casal quando provoca um conflito tão agudo.

Quando essas reações são profundas e duradouras, percebemos seus efeitos sobre a relação mãe-bebê: a mãe sente-se sozinha, abandonada às exigências do bebê; ou então procura uma compensação afetiva junto ao bebê, que se torna um amante substituto. Esse quadro — exclusão do pai e manutenção de um vínculo de fusão mãe-bebê — acarreta riscos para o desenvolvimento da criança.

O bebê e a sexualidade

Em quase todas as consultas com mães e bebês aparecem dificuldades sexuais e ameaças à união do casal.

Nas mulheres, uma redução do desejo é freqüentemente atribuída ao medo de dores, ligadas à cicatriz da episiotomia (incisão realizada pelo obstetra), ou, simplesmente, à evocação das dores do parto. Muitas vezes verifica-se o medo das relações sexuais, imaginadas de modo violento.

No caso de Sébastien — apresentado anteriormente, no capítulo que descreve um estudo científico das interações —, a mãe evitava cientemente as relações sexuais. Tinha medo delas, assim como temia as "violências" do filho, e como sempre temera os atentados à sua integridade corporal.

Tratava-se realmente de um sintoma: aquela jovem mulher tinha crises de angústia e de choro quando o marido se aproximava dela. Era evidente que imaginava que o bebê havia estragado seu corpo (ele causara uma cesariana e a machucava durante a amamentação), quase que à maneira de uma violentação; percebia as relações sexuais da mesma maneira. Aliás, a redução de sua angústia com respeito às violências de seu bebê provocou simultaneamente uma retomada da atividade sexual do casal.

Nos homens, a redução do desejo sexual é explicada pelo ressentimento quanto ao corpo materno, que se tornou propriedade do bebê.

Em todos os casos, o conflito central está articulado com uma reemergência da problemática edipiana dos pais. A chegada do bebê recria uma situação triangular, semelhante à que os pais conheceram com seus pais na infância. Os sentimentos de rivalidade, de exclusão, de ódio e de culpa voltam a ser mobilizados. Pode-se então assistir a uma nova edição do antigo conflito; sua forma mais freqüente é a formação de uma cumplicidade mãe-bebê, com exclusão do pai. Isso provoca a reemergência de antigas acusações: a mãe julga reencontrar no marido a indiferença de seu pai. O marido, por sua vez, sente-se privado do amor da mulher, como outrora seu pai lhe proibia a posse de sua mãe. A hostilidade cruzada assim reativada enfraquece o desejo sexual, e a vida de casal se estiola.

Quando um bebê destrói o triângulo

Como vimos acima, há muitas situações em que a chegada do bebê, longe de ser a realização do casal, leva à sua dissolução. Mas, às vezes, a concepção do bebê irá constituir uma ameaça à relação entre o pai ou a mãe e seus próprios pais.

Essas situações mostram até que ponto o desejo de ter filho é tributário da relação edipiana que cada um tem com seus próprios pais. A chegada do filho é sentida como uma pena infligida aos avós. Pode ser vivida também como o equivalente de uma rivalidade vitoriosa (os pais suplantando seus próprios pais em sua criatividade), ou assinar a ruptura irrevogável do cordão umbilical que ainda unia os pais a seus próprios pais.

As reações dos (futuros) avós ao anúncio da gravidez de seus filhos são, muitas vezes, espantosas. Uma reflexão que freqüentemente se ouve da boca da futura avó, dirigindo-se à filha, é: "Você vai ver só o que vai sofrer no parto!", como se ela só pudesse tolerar o acesso da filha à maternidade transmitindo-lhe a chama do sofrimento materno e a imagem da mãe sacrificada.

Segue-se uma situação em que o drama edipiano foi desempenhado com uma precisão trágica.

A sra. Gros me foi enviada por seu pediatra porque Samuel, de nove meses, apresenta grandes dificuldades de sono. Ele grita e acorda a mãe, que vai vê-lo, acalenta-o e, finalmente, cansada de guerra, leva-o para sua própria cama. A exaustão da mãe é visível.

Logo de início fico impressionado com a natureza da interação que se desenrola diante de mim. Enquanto a maioria das mães ficaria segurando uma criança daquela idade no colo — pelo menos no início da sessão —, a sra. Gros imediatamente coloca Samuel no chão. Ele produz então uma regurgitação, que a mãe logo limpa, voltando a colocá-lo no chão.

Essa distância é mantida durante a maior parte da sessão, e eu não compreendo sua causa, pois a sra. Gros parece calorosa. Não é deprimida e — com certeza — nem desinteressada pelo bebê.

Quando finalmente põe o filho no colo, novamente a qualidade da relação é particular: ela o mantém em pé, com o rosto voltado para fora, e suas trocas são brutas, desajeitadas, sem a harmonia que marca as interações descontraídas, e, principalmente, sem contatos íntimos do corpo. Em várias oportunidades Samuel volta seu rosto para o da mãe, procurando tocá-lo com a boca, e ela sempre volta a criar uma distância entre eles.

A impressão que me fica dessa observação é de que o contato íntimo incomoda, como se a mãe quisesse evitar as aproximações do filho, e sinto o menino frustrado em suas tentativas de estabelecer um diálogo corporal com ela. Um desencontro!

Há uma concordância impressionante entre o que vejo e o que a mãe diz. Ela me expõe os fundamentos de sua teoria educacional: esforça-se por deixá-lo sozinho durante o maior tempo possível, passa ao lado dele sem pegá-lo, pois não quer que o filho "fique grudado a ela". "Ficar muito perto de mim não seria bom para ele."

De onde virá uma tal ideologia? Não é o mesmo princípio que rege a distância que ela manifesta na interação? A seus olhos, o que tornará o contato corporal tão nefasto?

Início de gravidez, início das catástrofes

Nos dias que se seguiram ao anúncio da gravidez, a mãe da sra. Gros teve um comportamento absolutamente inesperado: escreveu à filha dizendo que ia se suicidar por causa de uma culpa que carregava na consciência. A sra. Gros precipitou-se até a casa da mãe e esta lhe confessou que tinha uma relação extraconjugal. A notícia se espalhou, o pai ficou sabendo, o casal entrou em crise e a mãe — não suportando os efeitos de sua confissão — procurou ajuda psiquiátrica.

A sra. Gros, aturdida com os acontecimentos, persuadiu-se de que o anúncio de sua gravidez destruíra o equilíbrio do casal. Viveu o resto da gravidez perseguida pelo medo de que a mãe viesse mesmo a se suicidar.

No sétimo mês de sua gravidez, a mãe decidiu deixar o marido e, para informá-lo, voltou a utilizar o recurso da carta. A sra. Gros interceptou a carta, convencida de que o pai não suportaria o choque da notícia e se suicidaria.

Tudo isso aconteceu num clima de angústia aguda e de tensão. As preocupações da sra. Gros estavam mais voltadas para aquele caso do que para a gravidez. A ecografia seguinte revelou que a gravidez, no mesmo mês, evoluíra mal: o feto apresentava uma interrupção do crescimento, que coincidia com a separação final dos avós. O ginecologista explicou à sra. Gros que seu estado nervoso deveria ter algo a ver com o problema. Pouco depois, realizou-se uma cesariana devido a sofrimento fetal, e o bebê foi salvo *in extremis*. Como não lhe mostraram o bebê logo que ele nasceu, a sra. Gros teve certeza de que estava morto.

O atraso de crescimento talvez tivesse afetado o organismo. Quando Samuel fez seis meses, constatou-se um retardamento da aquisição da posição sentada, depois uma fraqueza muscular. Não estava excluída a possibilidade de que aqueles sinais neurológicos fossem devidos à perturbação do desenvolvimento da gravidez e ao sofrimento fetal. O medo de morte por ocasião do nascimento, portanto, não era desprovido de fundamento.

O círculo se fechava: para a sra. Gros, com a morte do casal formado por seus pais *deveria* coincidir a morte do bebê. Era a lei de talião. Convencida de sua culpa por ter desencadeado aquela cascata de catástrofes com o anúncio de sua gravidez, ela achava que seu filho morreria por ter matado a união dos avós.

O bebê do incesto

Mas por que ela estaria atribuindo um poder tão maligno à sua gravidez? Como um bebê poderia dinamitar o casal de seus avós?

O triângulo que unia a sra. Gros a seus pais seria demolido pelo advento de outro triângulo: o do incesto. Deve-se distinguir o incesto real — relações sexuais entre pais e filhos — do incesto fantasístico, que só ocorre na imaginação dos protagonistas.

Mas essa forma imaginária pode ter efeitos estrondosos, principalmente quando são confirmados por uma certa realidade familiar. Na família da sra. Gros, por exemplo, essa realidade apresentava-se assim.

Quando da segunda entrevista, sou acolhido na sala de espera por um ágil qüinquagenário, de roupa esporte, que anuncia: "Sou o pai!"

Fico perplexo, espantado de que o pai de Samuel tenha aquela idade; mantendo a reserva que caracteriza todo psiquiatra que se preze, cumprimento sem comentários, a sra. Gros me acompanha com Samuel, e o "pai" fica para trás.

Logo ela me explicará, com um sorriso nervoso, que se trata na verdade do pai dela. Ele se preocupa muito com a filha e ofereceu-se para levá-la. A discussão se desenvolve sobre sua relação com os pais. Recentemente a mãe a repreendeu por estar "sempre enfurnada" com o pai, deixando-a de lado. Disse-lhe que não se manifesta com mais freqüência (de fato, houve ruptura desde a gravidez) porque *se sente demais*.

A mãe da sra. Gros sente-se excluída do triângulo pai-mãe-filha. Na verdade, sempre teve ciúmes da relação pai-filha, muito íntima. A sra. Gros toma consciência de que seu pai apegou-se mais ainda a ela depois da separação. Nos dias seguintes ao nascimento de Samuel, ele ia todos os dias à maternidade, e a sra. Gros, certo dia, sentiu-se até incomodada pela visita imprevista da mãe, quando seu pai estava sentado em sua cama.

Um roteiro surge nitidamente: a aproximação pai-filha coincide com a separação dos pais e com o nascimento de Samuel. A observação ambígua do avô*, "Sou o pai", deve ser interpretada como uma fantasia de incesto; ele se considera o pai de Samuel, e sua filha participa desse roteiro. A prova disso é que, por um lado, a sra. Gros está convencida de que o anúncio de sua gravidez desfez o casal de seus pais e, por outro, nada me disse ainda sobre seu marido, o pai biológico de Samuel.

O primeiro triângulo edipiano mãe-pai-filha foi destruído pelo advento de um novo triângulo, aquele que faz de Samuel o fruto imaginário de um incesto entre pai e filha.

A sra. Gros, tomando consciência desse deslocamento incestuoso, lembra-se então de que sempre tivera medo de uma atuação do pai com ela. Tem a lembrança de, quando criança, ter partilhado a cama do pai, cheia de pavor de que ele a tocasse.

Tal avô, tal filho

Quando a sra. Gros evoca o medo de ser tocada pelo pai, vislumbro o deslocamento desse medo de incesto

---

* No francês, avô é *grand-père*, literalmente "grande-pai". Perde-se assim, na tradução, uma particularidade do original, que diz: *La remarque ambigué du (grand-) père...*, ou seja, "A observação ambígua do (grande-) pai...". (N.T.)

para sua relação presente com Samuel e digo-lhe: "A senhora tem tanto medo de tocar Samuel agora quanto temia o contato físico com seu pai." Ela confirmará essa interpretação dizendo que desenvolveu uma estratégia educacional de evitação de contato corporal com Samuel porque era muito sensível às repreensões dos que a cercavam; desde o nascimento alertaram-na para não mimar Samuel e não satisfazer a todos os seus pedidos de colo. *Sua mãe*, principalmente, a criticara, dizendo que ela o acariciava demais.

É evidente que, se tinha tomado aquelas críticas ao pé da letra, era porque temia que em sua ternura as pessoas pudessem enxergar intenções incestuosas. Tinha medo de reproduzir com Samuel a relação amorosa, proibida, que une o pai ou a mãe ao filho do sexo oposto.

Inconscientemente, Samuel era o fruto do incesto. Aquela relação devia ser proibida, e eu pudera observar a realização desse roteiro de proibição no nível da interação mãe-bebê: a sra. Gros evitava sistematicamente as solicitações de Samuel, *como se fossem aproximações sexuais*!

Ela precisava refrear seus ímpetos de afeição, mantendo uma distância corporal que interditasse qualquer contato equívoco. Que erro de destinatário! Ela achava estar procedendo corretamente ao impor o desapego a seu filho, mas, frustrando o filho, imaginava realmente estar se subtraindo à sedução de seu pai.

A transmissão do conflito edipiano

Considera-se com freqüência que o complexo de Édipo seja uma estrutura que transcende a experiência, como uma predisposição inata. O bebê, já de início, seria orientado por tendências que o tornariam sensível à intrusão de um terceiro, fazendo-o desejar o progenitor do sexo oposto e eliminar o do mesmo sexo.

Na prática, podemos perceber com freqüência como os pais "atuam" o conflito edipiano, obrigando o filho a se pautar pelo seu próprio Édipo. Pode-se dizer assim que o complexo de Édipo do filho se constrói como reflexo daquele dos pais. Ao Édipo da criança corresponde um "contra-Édipo" do pai ou da mãe.

Veremos como isso se articula no caso da família da sra. Gros.

Ao longo da terapia, um salto inesperado mostraria que a história visível, transparente mesmo, das tendências incestuosas da sra. Gros tinha suas raízes numa pré-história, ou seja, na infância de sua própria mãe.

A cascata das gerações

Depois de uma sessão em que tínhamos trazido à tona seu medo das aproximações com Samuel, baseado no medo do incesto, ela conversou com sua avó materna. Esta revelou-lhe o seguinte segredo: sua mãe fora vítima de um atentado ao pudor aos quatro anos; desde então sempre temera os homens, e suspeitava de que o marido — por sua vez — aproveitava-se da sra. Gros quando pequena.

Portanto, ela "transmitiu" à filha — com base em sua própria experiência — a angústia de uma relação incestuosa, o que se traduzia pelo medo de que o marido se aproveitasse da filha.

Quando a sra. Gros teve seu bebê, foi sua mãe que mais uma vez lhe "proibiu" o contato corporal íntimo, o que foi entendido como uma advertência contra a tentação de incesto. Ela tomou então a decisão de manter uma distância vigilante de Samuel. Fazendo isso, estava adotando, por sua vez, a desconfiança que sua mãe desenvolvera em relação aos homens.

Novo erro de destinatário: tratava Samuel como o parceiro de um atentado ao pudor... cometido uma geração antes. Aí está como um trauma da avó pode orientar o destino sexual do neto. É a cascata das gerações. Mal acabara de nascer, Samuel já era prisioneiro do roteiro de um drama sexual desempenhado cinqüenta anos antes! Com apenas alguns meses de idade, era projetado no papel de um perverso sexual, e seu destino corria o risco de ser regido por essa predição. Se a mãe não tomasse consciência da identidade que lhe fora assim posta, seria obrigada a lutar constantemente contra a emergência perversa. Correria o perigo de manter a distância e cuidar para que qualquer veleidade sexual em Samuel se extinguisse.

Como imaginar que Samuel pudesse, então, chegar algum dia a uma sexualidade que escapasse a um destino de clandestinidade ou de perversão?

Mais uma surpresa

Essa história já parece bastante complicada e seria de se esperar que o encadeamento dos acontecimentos, em suas relações de causa e efeito, já tivesse sido compreendido. A sra. Gros imaginara que o anúncio de sua gravidez tivesse destruído o casal formado por seus pais porque se sentia inconscientemente culpada por um apego incestuoso ao pai. Essa problemática de incesto — agora deslocada para Samuel — causava sua atitude de evitação de contato. Era de se esperar que o esclarecimento do roteiro tornasse a interação mais densa.

Mas era preciso voltar ao início daquele roteiro catastrófico para aprofundar a compreensão do drama. Por que a sra. Gros tinha certeza de ter destruído o casal parental? E por que sua mãe reagira de maneira tão violenta ao anúncio da gravidez?

Devemos lembrar que a mãe da sra. Gros escrevera uma carta ameaçando suicídio, acusando-se de uma falta imperdoável: tinha um amante.

Qual não foi minha surpresa quando a sra. Gros contou que aquele amante fora seu amigo íntimo; ela o encontrara por ocasião de uma competição de esqui, onde ele desempenhava a função de monitor. Ficaram amigos e ela ficou perplexa ao constatar que sua mãe se apaixonara por aquele homem, bem mais jovem do que ela, que na verdade estava apaixonado pela própria sra. Gros.

Seu espanto foi ainda maior pelo fato de sua mãe ser uma moralista contumaz, contrária ao divórcio, etc. Na verdade foi *a mãe* que, introduzindo-se no "casal" da filha, o desfez.

Não devemos concluir, então, que o elemento detonador foi o ciúme *da mãe* com relação à filha? E que, se essa mãe tanto criticou a intimidade pai-filha, depois a intimidade de sua filha com o bebê, foi porque já sentia ciúme da filha, a ponto de lhe roubar o namorado?

Os encaixes

A dar prioridade ao complexo de Édipo da mãe que teria induzido o da filha, pode-se preferir a imagem dos encaixes: é verdade que mãe e filha têm em comum um problema de ciúme, que leva cada uma a se introduzir no casal da outra. Esses efeitos de ressonância acarretam mimetismos de uma geração a outra. Instalam-se transmissões, tecem-se dramas, e vemos repetirem-se roteiros de pais para filhos.

Esses encaixes existem na estrutura de qualquer família. Eles garantem a continuidade e permitem o enquadramento da experiência individual numa mitologia familiar. Um indivíduo não pode inventar totalmente sua história; a menos que saia à deriva, deve ancorar-se naquela que lhe foi transmitida por seus antecessores. Mas às vezes essas transmissões se entrelaçam numa coação que irá restringir o leque dos destinos possíveis, e o bebê que se encontra na extremidade dessa cadeia é prisioneiro de sua pré-história.

Samuel era um prisioneiro; estava encerrado numa identidade de perverso sexual e sua mãe via seu papel definido pela exigência de uma disciplina corretiva. Precisava proibir-lhe o incesto e, ao fazê-lo, privava-o dos prazeres da intimidade.

Da coação à libertação

A sra. Gros ficou muito aliviada por poder falar de seu medo de incesto e de sua rivalidade com a mãe. Começou a sonhar muito: via-se sozinha com Samuel, sem o marido! Esse sonho a atormentou e ela pôs-se a falar de sua relação com o marido, que fora o grande excluído de suas preocupações. Na verdade, suas relações sexuais tinham cessado *desde a gravidez*.

Trata-se, portanto, de um outro casal que a chegada de Samuel fez eclodir. É prova de que nem sempre um nascimento é bem-vindo!

Em todos os níveis desta família, a concepção produziu rompimentos, como se o desejo de ter filho devesse ser punido por sua carga incestuosa.

Gradualmente, os triângulos reintegraram suas posições originais. A sra. Gros voltou a ter um melhor contato com a mãe, e houve menos brigas entre seus pais. Quanto ao distúrbio do sono, motivo inicial da consulta, desapareceu quando a mãe percebeu que se permitia à noite o contato íntimo de que privava Samuel durante o dia, graças à clandestinidade da escuridão noturna. Ela passava longos momentos na cama, encostada em Samuel, autorizando-se o contato que temia expor de dia às críticas dos que a cercavam.

Quando o contato diurno tomou forma e a sra. Gros conseguiu estabelecer uma relação melhor com o marido, a troca noturna clandestina perdeu a razão de ser, e Samuel pôde dormir. Agora estava liberado da atribuição sexual que fizera dele um perverso sexual a ser corrigido.

A parte do pai

Nesta história, a sombra do pai parecia bem pálida. Foram necessárias várias sessões para que a sra. Gros tomasse consciência de sua exclusão (fosse por causa dela ou dele). Essa exclusão do pai é freqüente nas consultas referentes aos problemas dos bebês. Vimos que, em sua louca preocupação com o bebê, a mãe pode deixar-se seduzir pelas promessas de um idílio a dois. O bebê ocupa todo o seu espaço e corre o risco de, cada vez mais, verse destinado a fornecer toda a gama de gratificações que ela espera.

O marido muitas vezes contribui para sua própria exclusão: volta-se para fora, sentindo-se demais na família.

Uma das mais úteis medidas de suporte para uma jovem família consistiria em reforçar a estrutura do triângulo fundamental: pai-mãe-filho. Ora, estas terapias concentram-se, na maioria das vezes, na mãe e no filho. Não estaremos confirmando assim a exclusão do pai? Não deveríamos convocar o pai logo de início? A psiquiatria da criança não tenderá a privilegiar o papel da mãe, a ponto de torná-la onipotente na relação com a criança, e única responsável por suas dificuldades?

Na prática das terapias mãe-bebê, observamos que, mesmo que o pai não esteja presente em pessoa, ele sempre aparece num momento crucial das sessões.

Esse momento situa-se precisamente quando a relação dos pais com seus próprios pais é revelada e a repetição do roteiro antigo é desmontada. A mãe não encontra lugar para o pai no presente porque não consegue exorcizar seus fantasmas. Em outros termos, é quando toma consciência dos sentimentos edipianos para com seus pais que ela "descobre" a parte real do pai da criança. Vimos que a sra. Gros só pôde investir livremente sua relação corporal com Samuel depois de exorcizar sua rivalidade com a mãe e seu medo de incesto com o pai. A partir de então, o marido tornou-se alguém!

Nas terapias que funcionam bem, há sempre um momento em que os pais da mãe são colocados em seu lugar certo, e em que a mãe é capaz de reconhecer a parte do pai de seu filho.

Nas terapias que realizo, a parte do pai é trazida, portanto, pela mãe, e nosso trabalho deve levar à reabilitação do lugar que ele merece, primeiro no mundo interno dela. Um homem só pode tornar-se pai quando a mulher lhe confere esse status.

CAPÍTULO IX

O SEGUNDO NASCIMENTO

Como vimos, a chegada de um filho pode estabelecer-se sobre um mal-entendido. Em todos os casos que evoquei, o bebê era tomado como outra pessoa. Servia de tela sobre a qual moviam-se as imagens de antigos atores da história dos pais. De algum modo, o bebê — portador de promessas de realizações futuras — é imobilizado na repetição de roteiros antigos. Como tal, não é percebido como um ser novo, com características próprias. Muitas vezes é necessário todo um processo de exorcismo dos fantasmas que monopolizam a cena antes que os pais descubram seu bebê. Nas terapias que funcionam bem, esse processo leva a essa descoberta, e assistimos ao segundo nascimento do bebê.

A descoberta de Marie

Fomos testemunhas, já no início deste livro, do mal-entendido que fizera de Marie a protagonista de uma briga antiga entre sua mãe e sua avó. A sra. Martin reprovava a mãe por sua falta de afeição e chorava seu distanciamento.

Havia um erro de pessoa, e a tal ponto que Évelyne Martin não conseguia perceber as solicitações reais da filha.

Logo o famoso tapa foi recolocado no contexto da história antiga. Évelyne pôde falar de sua imensa nostalgia com respeito à mãe e, com isso, deixou de perceber Marie como uma ameaça de violência. Mas Évelyne ainda não descobrira que Marie era capaz de amar.

A distância protetora

Durante uma sessão, Marie brinca aos pés da mãe, sentada a alguns centímetros dela. O bebê aproxima-se aos poucos, até alcançar a ponta do sapato da mãe. Esta, percebendo, recua a cadeira, restabelecendo a distância.

Faço-a notar o recuo e constato um paradoxo: Évelyne está falando do sofrimento que sente por sua mãe estar muito distante (geograficamente e em suas atitudes). Por que razão estabelece uma distância com relação a Marie, que a está procurando, ao passo que — justamente — o distanciamento de sua própria mãe a faz sofrer?

Évelyne explica, então, que Marie precisa aprender a se arranjar sozinha, pois senão ficará infeliz quando começar a ir para a escola.

Aponto que ela parece impor aquela distância como se temesse que Marie ficasse grudada a ela. Acrescento que, se está educando Marie para poder prescindir de apego, é como se a estivesse imunizando contra um apego desesperado à mãe. Évelyne responde imediatamente: "Claro, pois, se eu for parecida com minha mãe, tenho pena dela!"

Imprimindo uma distância em sua relação, Évelyne julga estar armando a filha para enfrentar as decepções a que leva qualquer apego. Ela teme parecer-se com a mãe e que Marie venha a sofrer a mesma nostalgia inextricável que a habita.

Uma mãe que imuniza seu filho contra ela não estará se infligindo a mais amarga das punições? Compreende-se melhor a partir disso que Évelyne tenha se queixado da falta de afeição demonstrada por Marie. Ora, ela mesma era o instrumento dessa desafeição.

Foi esse o ponto crucial, decisivo para que Évelyne pudesse descobrir sua filha; na sessão seguinte ela relatou que Marie estava mais calma e que — principalmente — lhe fazia carinho. E comentou: "Não sei se foi ela que mudou ou se fui eu que passei a enxergá-la de modo diferente."

A maneira de Évelyne ver sua filha mudou. Agora ela a enxerga com outros olhos, ou melhor, ela reconhece *seu* rosto, sem a interposição daquele de sua mãe.

"Aliás", ela diz, "muita gente me diz que ela mudou de fisionomia."

Que poder têm as imagens que carregamos em nós e que projetamos na tela dos rostos que nos cercam!

Essa mutação veio acompanhada por uma série de outras mudanças, como se a evocação do amor que Évelyne espera de sua mãe tivesse lançado uma nova luz sobre sua relação com Marie.

Em primeiro lugar, agora Marie pode tocar o rosto da mãe sem que esta se proteja de seus gestos. Depois, Marie começou a jogar-se em seus braços cada vez que se encontram.

Marie tornou-se mais viva. É sorridente e suas aproximações, agora, são irresistíveis: vejo a mãe derreter-se cada vez que Marie lhe sorri, ao passo que antes a troca era opaca e de "baixa voltagem".

"Ela se tornou absolutamente vivível*", veio a comentar Évelyne. A escolha desse adjetivo me chama a atenção, pois algumas sessões antes Évelyne dissera a respeito da mãe: "Ela é invivível." A vida voltou, é o segundo nascimento.

A reparação

A descoberta da criança, desvencilhada das imagens de fantasmas, constitui o ponto crucial dessas terapias. Isso é acompanhado por um alívio: as apreensões são relegadas a seu lugar de origem. Assim, novos sentimentos tornam-se possíveis. As reivindicações e as acusações voltaram a ocupar seu lugar, na história antiga da mãe. Já não constituem obstáculo, pois abandonaram a imagem da criança. Esta última pode ser percebida como um ser novo, que não causa controvérsia. Surge uma distensão; a troca de amor pode ser retomada. A criança, que era fonte de angústia, encontra seu lugar como parceira de prazer.

Vê-se também renascer uma forma de esperança: o projeto quanto ao futuro da criança é descontaminado dos prenúncios negativos.

---

* No francês, *vivable*, que tem também a conotação de "suportável". (N.T.)

A atmosfera familiar se acalma. Uma nova ordem se estabelece: os triângulos edipianos voltam a seu lugar de origem e os conflitos entre as gerações assumem outra dimensão. Os membros do casal alcançam o status de pais.

Esses remanejos são acompanhados por uma modificação visível das interações: o contato substitui a distância, o envolvimento substitui a evitação.

As atuações do bebê, que pareciam preocupantes, agora parecem inocentes e assiste-se a uma retomada da reciprocidade na troca. O elemento central nessa mutação é a alteração da representação que o pai ou a mãe se faz do filho. É como se uma imagem danificada tivesse sido reparada. O pai ou a mãe reencontra então um sentimento de eficácia. Évelyne Martin ficou particularmente gratificada ao constatar que agora conseguia fazer Marie sorrir; sabia que doravante tinha o poder de torná-la feliz.

As bonecas russas

Quando ocorre esse processo de redescoberta do filho, assiste-se simultaneamente a uma redescoberta das imagens parentais. À reparação da imagem do filho corresponde a da imagem dos avós.

Numa das últimas sessões, presenciei uma interação comovente: Évelyne estava com Marie enroscada em seu colo. Marie, por sua vez, carregava um carneirinho de pelúcia nos braços e o acariciava ternamente. Évelyne interrompeu o que estava me contando para comentar: "É a primeira vez que Marie faz isso", como se estivesse descobrindo a aptidão para a afeição, talvez para a maternagem, de sua filha.

Disse-lhe então que estávamos diante da imagem de encaixe das bonecas russas — a mãe acaricia a filha, que acaricia seu bichinho de pelúcia —, e eu imaginava que assim Marie estivesse descobrindo seu potencial de mãe.

Évelyne encadeou, dizendo que não gostava de jeito nenhum que falassem mal de sua mãe, pois as pessoas não percebiam que ela tinha imensas qualidades; lembrava-se dos sacrifícios consideráveis que a mãe fizera para educá-la, quando vivia uma situação muito difícil de imigrante.

Acrescentou: "Agora compreendo que uma pessoa só pode ser com seu filho da maneira como foi tratada pela mãe!" O círculo estava fechado. Era preciso acrescentar ao jogo das bonecas um nível de que eu fora testemunha. Marie só podia acariciar seu bebê carneirinho porque era acariciada pela mãe. E aquela cena só era possível porque Évelyne soubera recriar, em pensamento, sua própria mãe carregando-a no colo.

A reparação atingira vários níveis. Reparando a imagem da mãe — de quem aquele dia estava pintando um quadro inesperado —, Évelyne pudera perceber o amor de sua filha, fazendo dela uma mãe em potencial.

Não são só os roteiros conflituais ou perniciosos que se transmitem de geração para geração. A capacidade de amor também repercute de um nível para outro; e o trabalho da terapia consiste em despertar a capacidade dos protagonistas para perceber os laços de afeição adormecidos.

Alguns meses depois

Quando Marie fez dois anos, a sra. Martin me telefonou dizendo que a filha estava apresentando distúrbios de sono: recusava-se a ir para a cama, monopolizava a mãe, que às vezes via-se obrigada a passar a noite inteira com ela na sala.

Quando pedi uma descrição detalhada do que acontecia à noite, emergiu um roteiro típico. Évelyne indicava à filha que estava na hora de ir para a cama dizendo: "Vá dizer boa-noite ao papai." Marie recusava e era preciso forçá-la a beijar o pai, o que provocava uma briga durante a qual ela batia nele; a mãe precisava intervir para pô-la na cama, numa atmosfera tensa.

Recentemente, o sr. Martin precisou trabalhar à noite, e em sua ausência a hora de ir para a cama transcorreu sem problemas.

O pai parece ser vivido por Marie como aquele que assinala a separação mãe-filha e a entrada na solidão da noite. É o intruso do triângulo familiar, e os tapas que Marie lhe dá provam seu ressentimento ciumento.

Évelyne confirma minha impressão: "Ontem à noite, Marie chorou longamente quando me viu beijar meu marido."

Marie está sendo vítima do conflito edipiano; quer manter a mãe para si e excluir o pai. O distúrbio do sono é a manifestação do ciúme de Marie: fica agitada e não consegue adormecer sabendo que os pais estão ocupados "em se beijar".

Ciúme compartilhado

Como já vimos, o ciúme edipiano dos filhos apóia-se no dos pais. Pedi então que o pai viesse, para avaliar sua participação naquele roteiro de exclusão noturna.

Por ocasião de sessões na presença da mulher e da filha, ele revelou que estava mortificado por constatar que Marie lhe demonstrava tão pouca afeição.

Queixava-se de que, quando chegava em casa e procurava contato com sua mulher, Marie se agitava tanto que se tornava um verdadeiro "disjuntor de circuito": sentia-se excluído da "rede", posto de lado, ignorado (os termos "elétricos" empregados pelo pai tinham relação com sua profissão: é condutor de bondes). Isso criava nele um sentimento de abandono que o fez chorar. Reconheceu então que alguns pais devem sentir ciúmes e explicou que, em sua infância, sentira-se separado de sua mãe pelas crises violentas do pai.

Portanto, também fora excluído de seu triângulo de origem, e seu conflito com Marie devia-se à reemergência de seu sentimento de estar novamente sendo demais.

Em vez de oferecer-se a Marie como alternativa à mãe, o que teria permitido seu apego recíproco, sentia-a como uma rival odiada, o que motivava a disputa entre pai e filha.

Chegamos mais uma vez aos encaixes: a insônia de Marie é o equivalente de uma crise de ciúme que se encaixa num sentimento homólogo por parte do pai, que também sofreu por sua exclusão na infância.

O esclarecimento desse encaixe permitiu um restabelecimento do triângulo mãe-pai-Marie. Ao mesmo tempo, Évelyne mudou seu método de colocar Marie na cama, e os distúrbios de sono desapareceram rapidamente.

Retrospecto

Lembremos que, na primeira consulta — quando Marie tinha treze meses —, sua mãe se queixava, entre outras coisas, da falta de afeição manifestada por Marie. Explicou que ela própria evitava pegá-la no colo porque as pessoas a repreendiam por mimá-la demais. Agora que conhecemos melhor a situação psicológica do pai, temos razões para dizer que Évelyne proibia-se maiores contatos com Marie porque não queria suscitar o ciúme do marido. Sabia o quanto ele sofria por se sentir excluído.

Vemos portanto, nesse caso, que a criança é tributária das histórias do pai e da mãe. A relação mãe-filha organiza-se em função da atitude do pai. O futuro do par mãe-criança depende daquele do par mãe-pai.

As causas dos problemas da criança

Desenvolvi a história de Marie de maneira bastante detalhada para bem ilustrar a infinita complexidade do que determina o destino de uma criança.

Assistimos à transferência para a relação mãe-filha de uma relação antiga, proveniente de uma relação anterior à recém-nascida. As trocas de violência e de amor entre duas gerações eram homólogas.

Mas a interação que o pai tinha com sua filha também era diretamente ligada à sua própria história. Além disso, para que advenha um problema, ou seja, um sofrimento psíquico que provoque sintomas, é preciso que a criança secrete sua própria maneira de integrar as pressões a que está sujeita. Cada criança metaboliza segundo sua própria personalidade as restrições definidas pela projeção e pelas interações com os pais.

A criança leva seus próprios desejos, suas fantasias e sua predisposição a criar conflitos ou a encontrar arranjos harmoniosos.

Em meus relatos, enfatizei principalmente o efeito de encontro entre os pais e a criança e insisti nos roteiros induzidos pelos pais. A psicoterapia mãe-bebê exerce seu efeito sobre o roteiro e sua atuação na interação.

Assim, destaco sobretudo a influência das projeções parentais sobre as "causas" dos problemas infantis. Mas fica claro que nunca podemos nos deter num estrato de causas. Quantas vezes constatamos que uma causa pode ocultar outra!

Por trás da mãe há a avó, e por trás dela uma fila de ancestrais. O triângulo pai-mãe-bebê organiza-se em função dos triângulos originais respectivos do pai e da mãe.

Esse enfileiramento de causas é, por sua vez, determinado por outras influências: há o peso da cultura que determina as ideologias e práticas educacionais, dos acontecimentos, e do espírito da época que, de maneira sutil, influi sobre nossos pensamentos e nossas opções. Nunca conseguimos remontar a uma causa única.

A construção do adulto

Ao longo de todo o crescimento do indivíduo, uma outra influência irá desempenhar um papel fundamental: os acontecimentos aos quais é submetido, os encontros que o marcam, as angústias da infância, tudo isso vai sendo continuamente reelaborado à medida que o pensamento da criança se torna mais organizado. A criança dá incessantemente um sentido à sua história e enriquece seu conteúdo *a posteriori*, segundo os modelos de explicação que vai construindo para si ao longo de seu desenvolvimento. Uma criança de dois anos explica o que lhe acontece de maneira diferente de quatro ou seis anos mais tarde. Depois da puberdade, surge uma nova maneira de perceber a si mesmo, graças à influência do acesso a uma sexualidade que se pode atuar.

O indivíduo, assim, inflete continuamente o jogo das causas que o predeterminaram. Cada lembrança assume uma nova dimensão nas diferentes fases da vida; a memória não é um arquivo onde se amontoam experiências classificadas para sempre. Ela é ativa, permitindo ao sujeito dar novos significados a seu passado. Graças a essa possibilidade de transformar *a posteriori* o curso dos acontecimentos infantis, todo indivíduo pode transformar seu passado através de uma terapia ou de uma análise.

As predições

Muitas vezes sou consultado para dizer qual será o futuro de uma criança muito nova. Minhas respostas são sempre muito reservadas. Às vezes chego a permanecer quase mudo. As predições são perigosas, primeiro porque se corre o risco de rotular uma criança favorecendo a realização automática de uma profecia; depois porque não levam em conta o potencial de remodelagem que todos os indivíduos têm.

O que prefiro realizar é uma espécie de cartografia das forças que se defrontam. Quais são as projeções e expectativas dos pais, como se articula a interação, qual é a contribuição da criança: estes são os parâmetros que melhor permitem imaginar esse campo das forças que se defrontam.

Em seguida, é a capacidade dos pais e da criança para assimilar minhas interpretações e mobilizar seu funcionamento psíquico que oferece o melhor indício de predição.

O fio vermelho dos destinos

Embora as predições sejam casuais, e embora cada indivíduo vá rever e corrigir a primeira edição de sua identidade, um fio vermelho pode ser percebido em cada destino.

As terapias mãe-bebê revelaram que um "tema de identidade" se tece desde os primeiros meses da criança, que vai construindo assim, gradualmente, a imagem que tem de si mesma. Cada um é capaz de definir o que é mais importante para si, o que mais detesta, o que teme e o que espera. Essa definição do "eu" é fundada em fantasias inconscientes que resumem os desejos fundamentais, os modos de ser, as relações com os outros e com seu próprio corpo. Esse tema é a resultante das disposições da criança e dos roteiros que ela tece com os pais. E esse roteiro, como vimos, tem sua lógica na filiação dos pais com seus próprios ancestrais.

Esse tema de identidade logo fará do bebê uma pessoa única. É em torno desse núcleo que cada indivíduo constrói pouco a pouco sua história e encontra sua coerência.

Mas uma coisa é certa: as identificações, cujas premissas remontam às interações precoces, orientam nossas escolhas, nossas felicidades e nossas decepções durante toda a vida.

CAPÍTULO X

EXISTE TRATAMENTO PARA O DESTINO

O destino se traça conforme um feixe de forças. Deve-se imaginá-lo como uma trança, em que cada um dos inúmeros filamentos representa a persistência de uma influência.

Neste livro, tentei dar conta de uma dessas influências: a marca das relações precoces entre pais e bebê, na construção de um tema de identidade pessoal.

Outras influências marcarão a forma assumida pela vida: a herança genética, a constituição física, o sexo com que se nasce, a capacidade psíquica de organizar as experiências são dados que formarão essa trança. Depois vêm os acontecimentos, os golpes de sorte e, principalmente, os encontros.

Diante do impacto de algumas dessas experiências, só podemos nos resignar e tentar nos adaptar.

O fio vermelho que segui é o da permanência dos roteiros originais que ligam pais e filhos, para o melhor ou o pior.

É possível infletir esse dote do destino. Os jogos não estão feitos, necessariamente, de maneira definitiva.

Uma psiquiatria da esperança

A prática da psiquiatria nem sempre traz satisfação. Muitas vezes somos consultados quando os modos de ser estão irreversivelmente fixados; o trabalho, então, consiste em fazer ressurgir o passado, o que leva anos, ou em reduzir o impacto do sofrimento psíquico na vida cotidiana. Com freqüência as pessoas tomam consciência tardiamente de que um comportamento que as torna infelizes se deve a um conflito psíquico; só *a posteriori* chegam a compreender que sua sorte está ligada à sua história e que esclarecer sua lógica pode melhorar seu futuro. Quantos anos assim perdidos na repetição do mal-entendido!

Quando adultos aflitos me contam sua história, sempre tento identificar a influência que possa ter tido o estabelecimento dos roteiros precoces que uniram pais e filho; tento assim reencontrar o início do fio vermelho que instaurou seu destino. Quando, numa psicanálise, consigo tornar consciente o peso do projeto que os pais, sem querer, conceberam para o filho, sempre fico impressionado ao constatar a que ponto isso ilumina a visão que um paciente tem de sua história. Geralmente, a pessoa então toma consciência dos esforços consideráveis que mobilizou para corresponder aos ideais de seus pais e para dobrar-se a suas proibições. Percebe-se que ela era movida constantemente por uma força que vinha de fora: as coações e os desejos que os pais haviam tecido em torno dela restringiam o espaço de suas escolhas. A tomada de consciência dessa influência permite definir a presença contínua — e silenciosa, porque inconsciente — de um corpo estranho que até então tolhia o destino do sujeito. Segue-se uma libertação, permitindo ao paciente dirigir sua trajetória.

Ao ouvir a história de pessoas assim prisioneiras de um destino, contra sua vontade, muitas vezes perguntei-me se uma psicoterapia mãe-bebê teria conseguido deter o caráter inelutável de um desenvolvimento patológico. Provavelmente há imponderáveis demais ao longo do desenvolvimento de um indivíduo, para que se possa responder de maneira categórica e positiva a essa pergunta.

Mas a prática da psicoterapia da primeira idade convenceu-me de que as intervenções precoces podem ter um efeito corretor poderoso sobre os desvios nas relações com os outros durante os dois primeiros anos da vida.

Uma relação que se poderia ter organizado ao modo de uma disputa contínua, ou com base numa decepção recíproca perpétua, ou ainda segundo um mal-entendido repetitivo, muda totalmente de tonalidade quando seu mecanismo é explicitado.

Évelyne Martin e Marie poderiam ter continuado a viver — e durante anos — uma relação feita de acusações, de reivindicações e de evitações, se a influência da disputa de outrora, entre mãe e avó, não tivesse sido explicitada e, daí, desarmada.

Como vimos nos exemplos que relatei, no período do pós-parto há um espantoso potencial de tomada de consciência, e portanto de mudança. É uma fase feita de remoinhos, ressurgências de experiências escondidas e de requestionamentos; essa reviravolta psíquica atenua os hábitos adquiridos e as atitudes mais ancoradas.

A vinda ao mundo de um filho favorece, portanto, uma nova evolução, mais do que qualquer outro período da vida. É preciso aproveitar esse potencial de mudança e oferecer situações que favoreçam a introspecção.

Pode-se assim entregar à criança o controle sobre sua evolução, desarmando-se os sortilégios que lhe foram lançados pelos fantasmas da história familiar.

Trata-se de uma psiquiatria da esperança; não nos propomos a reparar os efeitos dos conflitos e mal-entendidos acumulados de ano para ano, mas antes a bloquear o enrijecimento de círculos viciosos entre pais e filhos antes que eles se tornem irreversíveis.

Mais prevenimos as catástrofes do que curamos suas conseqüências.

Um convite

Cada um de nós é movido, sem querer, pelas forças que presidiram à formação das histórias que nos uniram a nossos pais, para o melhor e o pior. Nossos ideais, nossos talentos, nossas escolhas de parceiros ou de profissão, nossos sonhos mais doces e nossas depressões mais sombrias, tudo isso é resultado da alquimia secretada por nosso encontro com nossos pais. Nossa história se fundamenta na pré-história de seu passado.

Ora, cada um tem a possibilidade de reencontrar o fio vermelho que o levou de seus primeiros vagidos às escolhas da vida adulta. É a esse empreendimento de descoberta e de libertação que agora convido o leitor.

Impressão e Acabamento:
CROMOSET GRÁFICA E EDITORA LTDA.
Fone: 93-4883